JN047667

編集者

松尾ひとみ　宝塚大学看護学部

執筆者一覧（五十音順）

小神野雅子　京都光華女子大学助産学専攻科
田中美樹　福岡県立大学看護学部
濵田裕子　第一薬科大学看護学部
平田美佳　埼玉県立大学看護学科
藤田紋佳　第一薬科大学看護学部
本田真也　加古川中央市民病院
松尾ひとみ　宝塚大学看護学部
吉川未桜　福岡県立大学看護学部

※ 2024 年 3 月時点での所属先となります。

※本書では、一部の表記等、統一されていない箇所がありますが、執筆者の意向となりますので、ご了承ください。

序

十数年前、私は数ヵ月入院しました。

二度もICUに入る厳しい体験でしたが、心のこもった素晴らしい看護のお陰でPTSDを発症せずに済みました。その時、私の看護計画を拝見する機会があり、看護師の使う言語が看護診断の枠組みに規制され、患者になった私は人である「松尾ひとみ」ではなく、割り当てられた「問題点」としての存在になることを実感しました。

「問題点」と私の看護してほしいことにはズレがあり、私は問題解決思考のみでは患者にフィットした看護になりにくいと愕然としました。しかも、長年、私はこれを教育してきたのです。

そして、退院後に菱沼典子先生の『看護 形態機能学』に出合いました。

『看護 形態機能学』は子どもの生活を把握する上でのポイントが簡潔に整理されており、問題解決思考の「病気」を中心としたマイナス「点」に対し、専門家が一方的に子どもを分析するのではなく、生活者としての子どもの生活能力の成り立ちについて、子どもや保護者に確認しながら把握することが可能になります。

そこで、本書は「生活者としての子ども」を前面に出し、子どもが生活に必要な機能をどのようにして獲得していくかについて、『看護 形態機能学』を使って整理しました。

まだまだ荒削りの感はありますが、この本は「生活者としての子ども」のセルフケアを支援するための根拠となる知識基盤を、下記のように整理しました。

① 小児の器官系統系における解剖・生理学の切り口ではなく、『看護 形態機能学』を参考に子どもの生活機能の切り口から、生活行動の基盤となる身体機能の成熟過程を整理した。
② 乳児期、幼児期、などの段階で区切らず、生活機能の切り口ごとに生活機能獲得の過程をとらえるため、身体機能の成熟過程と子どもの行動化の関係性を整理した。
③ 臨界期について触れた。
④ 早産児の生活機能の獲得の特徴について触れた。

生活機能の獲得過程は、年齢が来れば全ての生活機能が同時に完成するわけではなく、できること、できないことが入り乱れ、その子独自の進み方をします。

乳児期・幼児期・学童期……という区分けしてとらえる思考は、一般的な発達段階の特徴を理解することに向いています。しかし、それだけだと個々の子どもの生活機能獲得の連続した流れを把握する思考が、分断される危険性があります。

援助する上で必要なことは、「その子」個別の生活機能獲得がどこまで準備でき、どのように育ってきているのか、病気や治療があればどう影響しているのか、どう関われば生活行動を促進できるか、という問いに基づく思考です。また、子どもが行動化する前には、わかっているけど上手にできない時期があります。見た目にはできなくとも、能力がないわけではありません。できそうでできない時期の支援こそ重要です。

さらに、子どもは大人になる過程を歩んでいる存在なので、子どもの将来を見越したケアも重要です。特に、早産児の援助をする上で、援助者に臨界期の知識がないと子どもが生活能力を獲得するタイミングを失ってしまいます。

本書は看護職のみならず、子どもと関わる多くの方に活用していただけることを願い、子どもを大切に思う仲間の協力を得て完成しました。

この本を活用し、従来のオレム看護論の考え方と組み合わせた子どもの生活能力の把握と支援の方向性を検討する方法を例にとって説明します。

下の図に示す左の円柱の外枠は、その子どもの年齢水準や目安の生活能力を示し、これには、健康段階（体調など）と成長・発達（本書の生活項目ごとの内容）の２つがあります。右のピンクで塗りつぶした円柱は、個別の子どもの生活能力の実際です。

年齢相応の生活力の目安・水準（本書の内容）

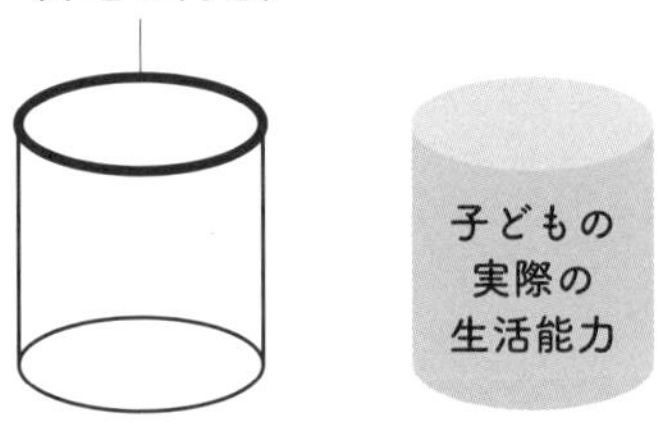

①子どもの生活能力が年齢相応の目安や水準に達している場合

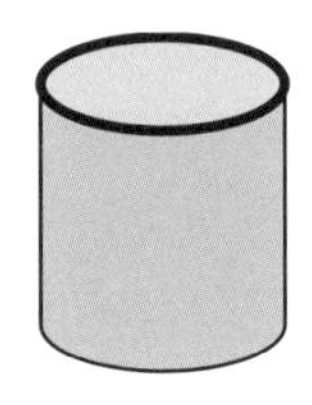

②子どもの生活能力が年齢の目安に到達していない場合、
　または、今までやれていた生活能力が低下した場合

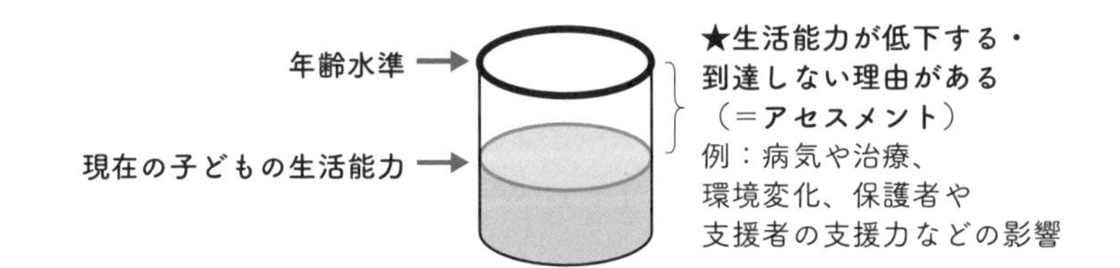

③②への支援の方向性……★に合わせて選択・組み合わせる

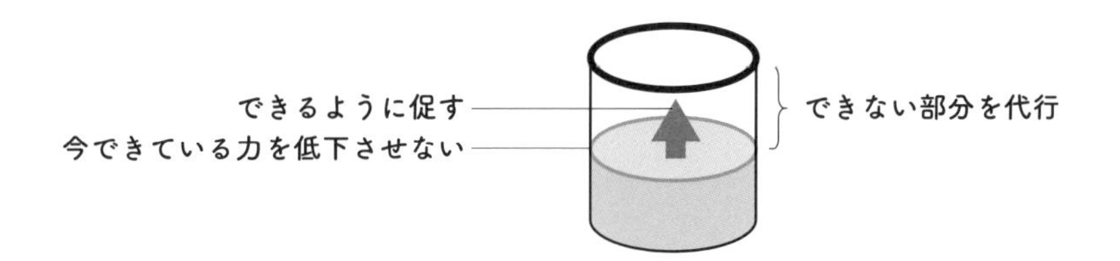

この考え方で教育した結果、私は実習生から多様な看護の提案をされるようになりました。

一例ですが、痰の吸引を嫌がる幼児期後期頃の子どもに対し、実習生からネブライザー後にすぐ吸引せず、子どもに自分で痰喀出を試みる機会が欲しいと提案されました。

病院の指導者の許可を得て、実習生は子どもと熱心に痰の出し方を相談していました。本番の時、懸命に咳で痰を出そうとする子どもと横について励ます実習生に、指導者から「今まで即座に吸引し、子どもへの痰の出し方の指導法って、小児看護の教科書にもなかったし、考えてこなかったですね。なぜでしょう」と言葉をもらいました。

大人になると忘れていますが、獲得した後は簡単なことに思えても、獲得するまでは多大な努力の蓄積があったはずです。大人が子どもの立場から物事をとらえ直すのは容易なことではありませんが、子どもと目線を合わせ教えてもらおうとすると見えてくることのように思います。

本書を企画するにあたり、『看護 形態機能学』を土台にすることをお許しいただいた菱沼先生に感謝いたします。先生の器官系統系から脱する発想のお陰で、生活者として子どもをとらえ直すことにチャレンジできました。先生の『看護 形態機能学』にはまだまだ及びませんが、子どもの身体機能について学び直し、多くの「目から鱗が落ちる」体験をいたしました。

先生の寛大なご配慮がなければ、この本は完成しませんでした。

分担執筆者の先生方には、執筆内容を検討する際、健康な子どもや病気をもつ子どもだけではなく、災害や戦地の子どもたちへの生活の援助に本書が貢献できないかという話題も出て、先生方の子どもへの温かい眼差しに感動しました。たくさんの業務に加え、タイトなスケジュールで大変だったと存じます。先生方のお力添えに感謝いたします。

また、金芳堂の皆様には折々に励まし、伴走していただきましたこと、大変心強かったです。本当にありがとうございました。

松尾 ひとみ

目次

執筆者一覧……*ii*
序……*iii*

chapter 1 動く 濵田裕子・藤田紋佳……*1*

はじめに／①運動機能の発達と神経系の発達／②運動機能の発達と起こりやすい事故の関係性／おわりに

chapter 2 食べる 松尾ひとみ・田中美樹・吉川未桜……*11*

はじめに／①嚥下／②咀嚼／③食行動／④食欲／⑤消化と吸収／⑥何をどれだけ食べるか／おわりに

chapter 3 息をする 本田真也……*39*

はじめに／①息を吸う・吐く／②気道浄化機能／③ガス交換／④息をする機能のコントロール／おわりに

chapter 4 トイレに行く 平田美佳……*50*

はじめに／①排せつのメカニズム／②排せつ機能の発達と排せつの自立／③健康な子どもの排せつ／④便の性状のアセスメント／⑤トイレトレーニング／⑥小児期に起こりやすい排せつに関する健康問題／⑦小児医療の現場や家庭外で起こりやすい排せつに関する倫理的課題／おわりに

chapter 5 視る・話す・聞く 松尾ひとみ……*67*

はじめに／①視る機能の発達／②聞く機能の発達／③話す機能の発達／おわりに

chapter 6 眠る 松尾ひとみ……*74*

はじめに／①サーカディアンリズムの確立／②眠り／おわりに

chapter 7 お風呂に入る 松尾ひとみ……*80*

はじめに／①子どもの皮膚の構造と機能／②子どものスキンケアに関するセルフケアと支援／③子どもの衣生活／④免疫／おわりに

chapter 8 子どもを生む 小神野雅子……*93*

はじめに／①からだの成長／②性成熟／③性徴の出現／④思春期の月経随伴症状／おわりに

索引……*98*

※イラスト協力：柿木里香（ささきこどもクリニック）

chapter 1

動く

濵田裕子・藤田紋佳

はじめに

子どもにとって動くことは、成長発達、日常生活に欠かせないものです。赤ちゃんは、寝たままの状態から「寝返り」「座る」「這う」「立つ」「歩く」ことができるようになり、運動機能を獲得していきます。運動機能の発達には、これらの粗大運動と、「物をつかむ」「ボタンをはめる」「字を書く」等の微細運動があり、それらが協調して「食べる」や「遊ぶ」等の生活動作にも影響します。

子どもの運動発達には、一定の法則があり、順を追って進んでいきますが、個人差もあります。ここでは、神経系の発達・成熟、運動機能の発達、発達に伴い起こりやすい事故との関係について説明します。

①運動機能の発達と神経系の発達

子どもの運動発達は、脳の発達とその機能と密接な関係があります。新生児の脳重量はおよそ330g（成人男子はおよそ1,340〜1,400g）で、脳重量が体重に占める割合は、新生児で約10%（成人は2%）で、大きな脳を持って生まれてきます。さらに、満1歳で成熟時脳重量の66〜68%、満6歳には90%近くに達します（鴨下, 2002）。

神経系の発達（図1−1）は、神経線維の髄鞘化と神経細胞の各部分への連絡（シナプス形成）によります（前川, 2008）。髄鞘化とは、神経線維が脂肪の鞘で覆われる状態で、鞘が絶縁体の役割を果たすため、神経線維を伝わる電気信号が効率よく伝わるようになります。この髄鞘化とシナプス形成により神経のネットワークが進み運動能力が発達します。

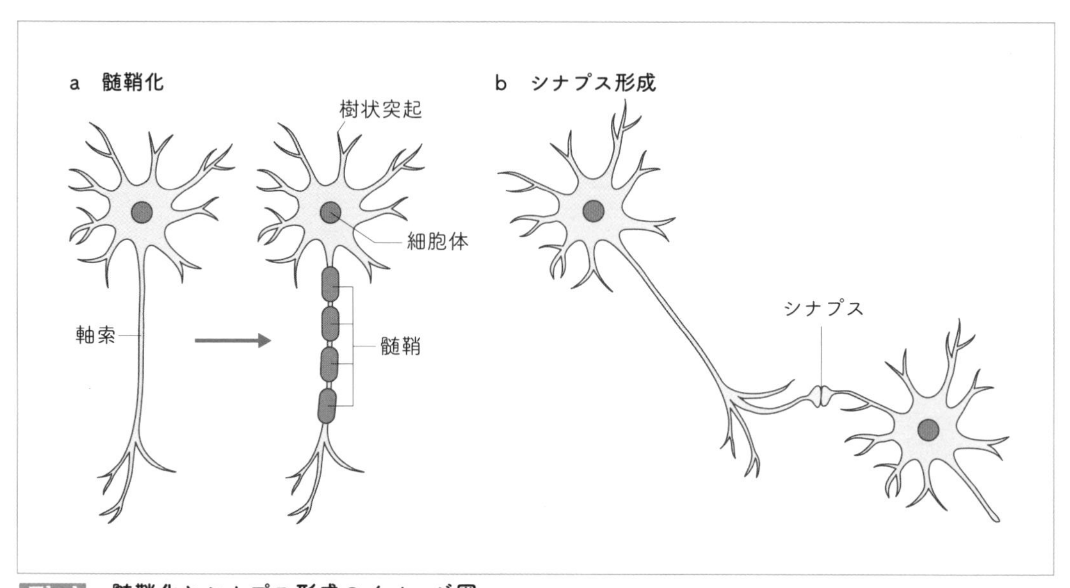

図1-1 髄鞘化とシナプス形成のイメージ図
前川 (2008), Tortora ら（2007/2007）, Herlihy ら (2003/2006) をもとに作成

新生児期は、神経細胞（ニューロン）同士の接続（シナプスの形成）もまばらなため、脳の大部分がまだ機能せず、大人のように歩く等の行動ができません（五十嵐, 2011）。表1-1のように、神経の発達が橋の一部までだと全ての行動が反射的行動で、2ヵ月頃、橋全体に及ぶと、緊張性頸反射がみられ、頸があげられるようになります（前川, 2008）。さらに、4〜5ヵ月になって発達が中脳に達すると、立ち直り反射（姿勢反射）がみられ始め、6〜12ヵ月では、寝返りや座位、四つ這い等ができるようになり、2〜5歳頃になるとその反射は消失し、平衡反応が出現します。平衡反応の出現によって、立位が発達し、歩くことができるようになります。

このように、神経発達の下位から上位の中枢へと進む方向にそって、反射は原始反射より、立ち直り反射を経て、平衡反応へと発達し、行動発達は、反射的行動から随意的行動へと発達していき、運動機能が発達していきます（前川, 2008）。乳児期に始まったシナプスの形成、髄鞘化は幼児期にピークを迎え、脳の言語野が活発になるのは1歳半ぐらいからで、発語がみられ（五十嵐, 2011）、大脳皮質の発達とともに、尿意も1歳前後で知覚し、トイレトレーニング等の生活行動の獲得につながっていきます（二木, 1995）。

具体的な中枢神経系の発達と反射・運動の詳細について表1-1に示しました。また、運動発達は、遺伝的（生物学的）要因と環境的要因の相互作用によって起こると考えられ

表1－1　中枢神経系の発達と反射・運動

中枢神経系の発達	年齢	反射	運動機能
脊髄 （脊髄）	新生児	原始反射 ・手掌把握反射・足底把握反射 ・マグネット反応 ・逃避反射 ・交差性伸展反射 ・足踏み反射 ・踏み切り反射	反射的行動 腹臥位 仰臥位
脊髄・橋まで （橋、脊髄）	2ヵ月～	原始反射 ・非対称性緊張性頸反射 ・対称性緊張性頸反射 ・緊張性迷路反射 ・モロー反射	
中脳まで （中脳、橋、脊髄）	6ヵ月	立ち直り反射 ・頸部立ち直り反射 ・体幹立ち直り反射 ・迷路性立ち直り反射 ・視性立ち直り反射 ・ランドウ反射 ・パラシュート反射	寝返り 座位 四つ這い
大脳皮質まで （大脳皮質、中脳、橋、脊髄）	9ヵ月～2歳	平衡反応 ・傾斜反応 ・ホッピング反応 ・シーソー反射	つかまり立ち 伝い歩き 歩行 走る

前川ら (2017), 前川 (2008) をもとに作成

ています。神経線維を覆う髄鞘が正常に発育するためには、適切な時期に、たんぱく質や脂質を必要とします。そのため、特にこの時期に栄養不良が起きないように留意することも必要です。

i）運動発達の目安

粗大運動は、骨や筋肉等の組織を使って、重心をあげて移動手段を獲得することで、一般的に頸定、寝返り、お座り（座位）、ハイハイ、つかまり立ち、伝い歩き、歩き始めの順序で進みます（表1－2）。しかし中には、座位からつかまり立ちし、すぐに歩く子や座位の後、腹ばいになって移動し（ほふく前進のように）、歩行開始が1歳6ヵ月以降になる子等、個々の発達や順序には個人差が存在します（白木, 2006）。

表1－2　標準的な運動発達の指標

月齢	粗大運動の発達	粗大運動のイメージ	微細運動の発達
3～4ヵ月	頸が座る（頸定） 頭をあげる		● ガラガラを手に持たせると振ったり、眺めたりして遊ぶ ● 興味のあるほうに手を伸ばす
5～6ヵ月	寝返り		● 抱っこをしている人の顔等近くのものをつかんでいじる
6～7ヵ月	お座り（座位）		● 積み木を手で握り、持ち変える
7～8ヵ月	ハイハイ		● 熊手型で積み木をつかむ
10ヵ月	つかまり立ち		● 親指を使ってつかむ
12ヵ月	ひとり立ち		● 積み木を打ち合わせる
13～15ヵ月	歩く		● 親指と他の指の指先でつかむ ● コップに積み木を入れる ● なぐり書きをする

佐竹 (2019) を参考に作成

また、微細運動では、新生児期は手掌を圧迫すると握り締める（把握反射）程度ですが、徐々に、手の操作ができるようになり、細かいものもつかむことができるようになります（表1－2）。1歳6ヵ月で、積み木が2個、2歳で4~6個積め、積み木で色々なものがつくれるようになります。3歳では大豆や小豆等細かいものが指先でつまめるようになり、手指の巧緻性が発達します（日本小児保健協会, 2009）。

これら運動発達の評価には、DENVERⅡ（デンバー発達判定法）や遠城寺式乳幼児分析的発達検査法、新判K式発達検査等があります。

ⅱ）早産児・低出生体重児の運動発達

早産児・低出生体重児の粗大運動発達は、正期産児と比べて遅れていることが多く、乳児期～幼児期早期の発達評価は原則、出産予定日を基準とした修正月齢を用います。表1－2に示した発達の順序や指標は参考にはなりますが、修正月齢で評価しても在胎期間や出生体重に影響されます。子どもが早産や低出生体重で出生した場合、前述した髄鞘化の過程に影響を及ぼす可能性があります。

また環境的要因として、子宮内での栄養供給不足、新生児期の栄養摂取不良や合併症、長期NICU入院等、早産児・低出生体重児ではマイナスの環境的要因があることも運動発達に影響します（河野, 2019）。早産児・低出生体重児の運動発達は、修正月齢による評価をし、個別の状況に応じた療育支援を行うことが大切となります。

早産児や低出生体重児等、発育期に疾患や栄養不足等で発育不良となり、発達が一時的に遅延したとしても、それがある一定の範囲で、原因が取り除かれ、身体状況が改善すると、体重や身長が以前の成長速度を上回る速度で追いつくこともあり、そのことを「代償性発育（キャッチアップ現象）」と言います。

②運動機能の発達と起こりやすい事故の関係性

ｉ）子どもの死亡事故の現状

子どもは発達途上にあり身体機能が未熟であるため、事故に遭うと、大人よりも危険な状態に陥りやすいという特徴があります。

子どもの死因の中で「不慮の事故」が、0歳から19歳のいずれの年齢層においても4位以内に入っています（表1－3）。「不慮の事故」は、他の「先天奇形、変形および染色体異常」や「悪性新生物」に比べれば、対策を講じることによって発生のリスクを軽減することが可能です。

表1-3　2021年の0～19歳の死因上位5位

	1位	2位	3位	4位	5位
0歳（1,399人）	先天奇形、変形および染色体異常（491人、35.1%）	周産期に特異的な呼吸障害および心血管障害（213人、15.2%）	乳幼児突然死症候群（74人、5.3%）	不慮の事故（61人、4.4%）	胎児および新生児の出血性障害および血液障害（54人、3.9%）
1～4歳（484人）	先天奇形、変形および染色体異常（99人、20.5%）	悪性新生物〈腫瘍〉（53人、11.0%）	不慮の事故（50人、10.3%）	心疾患（高血圧性を除く）（28人、5.8%）	周産期に発生した病態（16人、3.3%）
5～9歳（330人）	悪性新生物〈腫瘍〉（88人、26.7%）	不慮の事故（45人、13.6%）	先天奇形、変形および染色体異常（44人、13.3%）	心疾患（高血圧性を除く）（17人、5.2%）その他の新生物〈腫瘍〉（17人、5.2%）	
10～14歳（441人）	自殺（128人、29.0%）	悪性新生物〈腫瘍〉（82人、18.6%）	不慮の事故（52人、11.8%）	先天奇形、変形および染色体異常（32人、7.3%）	心疾患（高血圧性を除く）（21人、4.8%）
15～19歳（1,204人）	自殺（632人、52.5%）	不慮の事故（162人、13.5%）	悪性新生物〈腫瘍〉（126人、10.5%）	心疾患（高血圧性を除く）（39人、3.2%）	先天奇形、変形および染色体異常（21人、1.7%）

（備考）
1. 厚生労働省「人口動態統計」2021年の「死因順位別にみた性・年齢（5歳階級）別死亡数・死亡率（人口10万対）及び割合」および総務省統計局：統計で見る日本を参照し加筆修正
2. 0歳は「乳児死因順位に用いる分類項目」、それ以外は「死因順位に用いる分類項目」に基づく

ii）子どもの「不慮の事故」による年齢層別の死因内訳

子どもの「不慮の事故」による年齢層別の死因について2017～2021年の5年間をみてみると、窒息、交通事故、不慮の溺死および溺水が死因の上位となっています。0歳では、圧倒的に「窒息」（ベッド内での不慮の窒息や誤嚥等）が多く発生しています。「交通事故」は2歳以上で全て1位となっています（図1-2）。死亡事故が発生する場所も、交通事故を除く事故発生場所は、家庭内がほとんどを占め、年齢が上がるにつれ、その他の場所の割合が増加しています（厚生労働省, 2023）。

iii）発達段階ごとの運動機能の発達と事故（表1-4）

子どもは日々成長していくため、特に乳幼児においては突然想定外の動きを始めることがあります。その際、日常生活の中で思いがけない事故に巻き込まれることもあり、

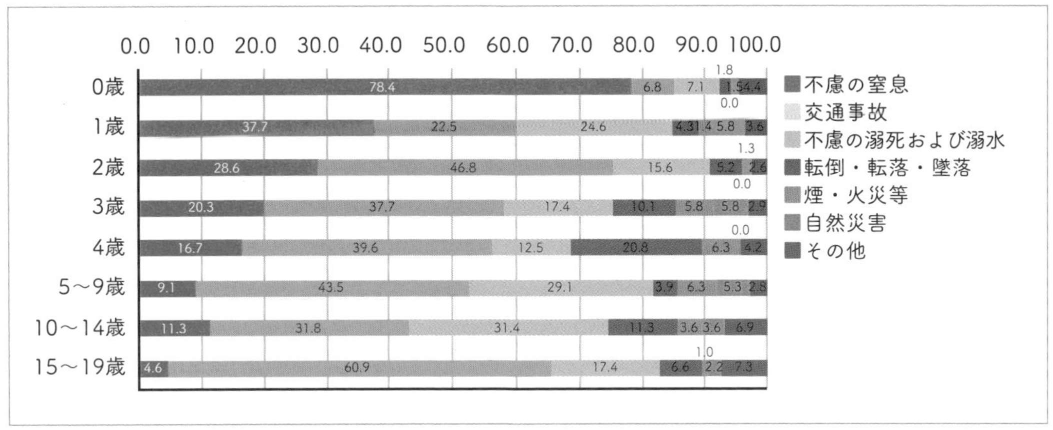

図1−2　不慮の事故の死因別死亡割合（年齢別比率）（2017～2021年）

厚生労働省：人口動態調査 下巻 死亡 第1表−1 死亡数，死因（三桁基本分類）・性・年齢（5歳階級）別（ICD-10コードV～Y、U）および総務省統計局：統計で見る日本を参照し加筆修正

発達段階に応じて注意すべき点が異なります。発達段階ごとの「動く」機能を理解しておくことで、子どもの事故を防ぐことにつながります。

▶0～1歳

最初は寝て過ごすことの多かった乳児は、4ヵ月頃までには頸がすわり、6ヵ月頃には、寝返りを打つようになります。この時期は、枕や柔らかい布団による窒息、抱っこ紐からの転落、ベッドやソファーからの転落が起こりやすくなります。また、微細な動きとしては、5ヵ月頃から近くにあるものをつかむようになり、6ヵ月頃から手を伸ばして物をつかむようになります。この時期より、子どもはなんでも口に入れるため、誤飲や窒息の事故が起こりやすくなります（山中, 2022）。

6~7ヵ月には、一人で座れるようになり、7~8ヵ月でハイハイ、10ヵ月でつかまり立ちができるようになると、自分で動き回るようになり、つまずきやよろめきによる転倒・打撲、浴槽への転落、階段や椅子からの転落といった事故がみられるようになります。

1歳を過ぎると伝い歩き、一人で歩くようになり、1歳6ヵ月になると小走りで走るようになります。行動範囲も広がり、窓やバルコニーからの転落、テーブルの角での打撲、ドアに手を挟むといった事故がみられるようになります。この時期の事故の多くは、屋内の事故が大半を占めます（消費者庁, 2018）。

▶2歳

2歳になると走ったり、一人で階段を上がり下りするようになります。また、鉛筆やクレヨンを持って、意味のないものを書いたりするようになります。

表1－4　月齢・年齢別に見る子どもの事故

年齢＼事故	運動機能の発達	転落	切傷・打撲	熱傷	誤飲・窒息	交通事故	玩具	溺水事故
		抱っこ紐から落ちる		熱いミルク 熱い風呂	枕・柔らかい布団による窒息	自動車同乗中の事故		入浴時の事故
3ヵ月	からだや足をバタバタさせる	ベッド、ソファーからの転落						
4ヵ月	見たものに手を出す		床にある鋭いもの	ポット、飲み物			小さなおもちゃの誤飲 鋭い角のあるおもちゃ	
5ヵ月	口の中に物を入れる							
6ヵ月			鋭い角のある玩具		なんでも口に入れる			
7ヵ月		歩行器による転落						
8ヵ月		階段からの転落			小物、たばこ、小さな玩具の誤飲			
9ヵ月		バギーや椅子からの転落		炊飯器、ストーブ、ヒーター、アイロン等				
10ヵ月		浴槽への転落	家具、建具の鋭い角、ドアのガラス等		ビブ、紐、コード	通りでのよちよち歩き		浴槽への転落
11ヵ月					ナッツ、豆類			
1歳		階段の上がり下りでの転落			薬、化粧品			
1歳1ヵ月						親との自転車の二人乗り		
1歳6ヵ月	スイッチ、ノブ、ダイヤルをいじる 走る、上る	窓、バルコニーからの転落	ドアに手を挟む （家の中）		ビニール袋	歩行中の事故		
2歳頃	階段を上がり下りする		戸外での石等				すべり台、ブランコ、花火	プール、川、海の事故
3歳頃	高いところへ上れる	すべり台、ブランコ		マッチ、ライター、花火		三輪車の事故		
3～5歳頃						自転車の事故		

山中 (2022), 五十嵐 (2020) を参照し作成

活動範囲は拡がり、自由に歩き回ることはできますが、この時期はまだ視野が狭く、周囲の危険を察知できず、事故に遭うことがあります（山中, 2022）。具体的には、戸外での外傷やベランダや建物からの転落といった事故が発生します。

▶ 3～4歳

この時期より、足を交互に階段を上がり下りしたり、高いところに登ったり、三輪車のペダルを踏むこともできるようになります。またハサミを使う、ボタンをかける、クレヨン等で丸等を描けるようになります。

からだは思うままに自由に動けるので、屋内だけではなく、家の外や公園等の屋外での事故、交通事故が増えます。またマッチやライター等を扱った事故が発生します。

▶ 4～5歳以降

4歳頃からは、片足けんけんができるようになり、5歳頃からはスキップができるようになります。また、手先も器用になり、ハサミを使って何かを切る、四角や三角が描けるようになります。

社会参加の時期には一人で行動するようになりますが、危険に対する判断力はまだまだ不十分です（山中, 2022）。

より活動的になる5歳以上では、交通事故に続いて、海、川、池やため池といった自然水域での溺水事故が多く発生します（厚生労働省, 2023）。

おわりに

子どもは、出生後から、脳の成長・発達に合わせて、軸索の髄鞘化が進行し、神経系の発達・成熟によって、粗大運動や微細運動等の機能を獲得します。運動発達は、遺伝的要因と環境的要因の相互作用によって起こり、また個人差もあります。指標を目安にしながらも、個々の子どもの運動発達機能を見極め、環境的要因を整えていくことも大切です。

子どもの事故は、大人の対策によって防ぐことのできるものが多くあります。子どもの運動機能の発達段階を理解し、起こりうる事故を予測し、対策をとることが必要です。また、子どもの理解力に合わせ、自力で事故を回避できる安全教育も重要です。

文献

Frankenburg, W.K. / 日本小児保健協会編 (2009)：DENVER II：デンバー発達判定法 (第 2 版), 28, 日本小児医事出版社 , 東京

二木武ほか編著 (1995)：新版 小児の発達栄養行動 摂食から排泄まで / 生理・心理・臨床 , 205-214, 医歯薬出版 , 東京

Herlihy, B., Maebius, N.K.(2003) / 尾岸恵三子 , 片桐康雄監訳 (2004)：ヒューマンボディ からだの不思議がわかる解剖生理学 , 174-183, エルゼビア・ジャパン , 東京

五十嵐隆 (2011)：小児科学 (改訂第 10 版), 32-35, 文光堂 , 東京

五十嵐隆 (2020)：すこやか幼児のこころとからだ (第 11 版), 2-22, 母子衛生研究会 , 東京

鴨下重彦 , 柳澤正義監修 (2002)：こどもの病気の地図帳 , 14-28, 講談社 , 東京

河野由美 (2019)：運動発達 , 板橋家頭夫監修 , 早産児 , 低出生体重児の成長と発達のみかた , 102-103, 東京医学社 , 東京

厚生労働省 (2023)：令和 3 年 (2021) 人口動態統計 (確定数) の概況 , Retrieved from: https://www.mhlw.go.jp/toukei/list/81-1.html（検索日：2023 年 7 月 20 日）

前川喜平 (2008)：高次機能：知能の発達 , バイオメカニズム学会誌 , 32(2), 74-77

前川喜平・小枝達也 (2017)：写真でみる乳幼児健診の神経学的チェック法 (改訂 9 版), 99-109, 南山堂 , 東京

佐竹宏之 (2019)：発達診断学的診察の実際 , 福岡地区小児科医会乳幼児保健委員会編 , 乳幼児健診マニュアル (第 6 版), 15, 医学書院 , 東京

白木和夫・高田哲編 (2006)：ナースとコメディカルのための小児科学 , 20-21, 日本小児医事出版社 , 東京

消費者庁 (2018)：第 1 部 第 2 章【特集】子どもの事故防止に向けて , Retrieved from: https://www.caa.go.jp/policies/policy/consumer_research/white_paper/2018/white_paper_124.html（検索日：2023 年 7 月 20 日）

総務省統計局 (2023)：統計で見る日本 , Retrieved from: https://www.e-stat.go.jp/l（検索日：2023 年 7 月 20 日）

Tortora, G.J. & Derrickson, B. (2007) / 杉野一行（2007）：神経組織，佐伯由香・黒澤美枝子・細谷安彦・高橋研一監訳，トートラ人体解剖生理学（7 版），237-241，丸善，東京

山中龍宏ほか (2022)：子どもの事故予防と応急手当マニュアル (改訂新版), 2-17, 母子衛生研究会 , 東京

chapter

2 食べる

松尾ひとみ・田中美樹・吉川未桜

はじめに

食べることは生命維持に必須です。菱沼（2017）は生活行動の切り口から、空腹を感じ、食物を摂取し、咀嚼し味わい、嚥下し、消化したことによって、結果、からだの栄養状態が充足するという一連の流れとして「食べる」をとらえました。ここでは、子どもの「食べる」機能が発達する順に、嚥下、咀嚼、食行動、食欲を説明後、それらの集大成として栄養状態について説明します。

①嚥下　（松尾ひとみ）

嚥下は、食塊を胃に送るための機能で（菱沼, 2017）、乳児期に口腔・喉頭の構造の変化に伴い、表2－1のように乳児嚥下から成人嚥下（成熟嚥下）へと変化します。

表2－1　乳児嚥下と成人嚥下の違い

	乳児嚥下	成人嚥下
年齢	新生児期～	5・6ヵ月～
呼吸	鼻呼吸　停止時間は短時間	停止
口唇	開口	閉鎖
喉頭の位置	高い	低い
舌	前後に動き、乳汁を吸引 舌尖は下顎歯槽堤の上、前方に突出	前後に動き食塊を後方へ送れる 舌尖は口蓋に押しつけて固定

田角（2019），村本（2016），鈴木（2021），小野（2015），弘中（2022）を参考に加筆修正

胎生 32 週には羊水を嚥下する動きがあるとされ（田角, 2019）、図2－1のように新生児期は喉頭が高い位置にあるため、口蓋垂と喉頭蓋が近く、鼻呼吸しながら哺乳をしても乳汁は喉頭の周囲を回って食道へ注がれ、気道には流れない「乳児嚥下」を行っています（田村, 2018、鈴木, 2021、弘中, 2022）。

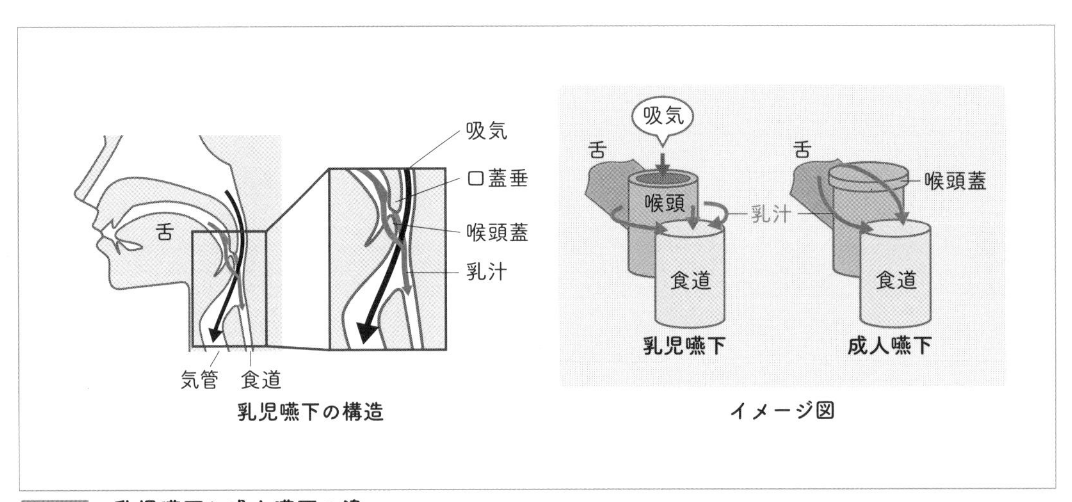

図2－1　乳児嚥下と成人嚥下の違い
田角 (2019), 鈴木 (2021), 弘中 (2022) を参照し加筆修正

生後 5～6 ヵ月頃になると、喉頭の位置が下がることによって口蓋垂と喉頭蓋が離れ、吸気と哺乳した乳汁が交わる構造へと変化します。そのため気道に乳汁が入ること（誤嚥）を防止する必要性が生じ、口唇を閉じ、呼吸を止め、喉頭蓋が倒れ気道を閉じて「成人嚥下」を行うようになります（向井, 2023、村本, 2016、田村, 2018、田角, 2019、鈴木, 2021、弘中, 2022）。

子どもの嚥下機能の状態は、流涎の量でも判断できます。

一般に、唾液分泌は生後 3～4 ヵ月から増加することに伴い流涎も増えますが、成人嚥下が進む 1 歳頃から流涎が減少します（田角, 2019、向井, 2004）。

1 歳過ぎの子どもの流涎がいつもより多い場合、痛み等なんらかの原因で子どもが嚥下しにくい状態が起こっている可能性があります。

②咀嚼　（松尾ひとみ）

表2－2　咀嚼・嚥下の発達

年代	歯	口腔内	反射	嚥下	咀嚼の機能
新生児期	ない	・舌が大きい ・口蓋に吸啜窩・左右頬部に Bichat の脂肪床 ・顎間空隙あり ・高い位置の喉頭	探索反射 捕捉反射 吸啜反射 嚥下反射	**乳児嚥下**	**吸啜**
5～6ヵ月		・下顎が発達し歯槽弓が拡大 ・舌が口腔内に収まり前後に動く ・喉頭の位置下降 ・副歯槽堤や Bichat の脂肪床が吸収される ・顎間空隙なくなる		**成人嚥下**	**捕食** 食物を上下口唇で口に取り込む
7～8ヵ月		・口唇が閉じやすい ・顎の高さが増し、口腔内の容積が拡がる ・舌が前後・上下に動きやすくなる ・左右口角が同時に伸縮			**押しつぶす** 口唇を閉じ、舌と上顎で食物を押しつぶす 硬さ・粘性を感知
9～12ヵ月		・舌が前後・上下・左右に動く ・前歯を使って噛み切る ・咀嚼側の口角が縮む			**すりつぶす** 舌で食物を左右に寄せ歯ぐきですりつぶす
1～1歳半	第一乳臼歯	・舌が自由に動く			**咀嚼** 歯で咀嚼
6歳頃	永久歯へ				前歯がない時は噛み切れない
～12歳頃					生え変わり時は咀嚼しにくい

向井 (2012), 上田 (2006), 小野 (2015), 山崎 (2015), 田角(2019), 田村 (2019), 野本 (2019), 井上(2016, 2018, 2021), 兼元 (2020) , 鈴木(2021), 五十嵐ら(2021)をもとに加筆修正

咀嚼は、食物を嚥下しやすいように、砕き、唾液と混ぜ合わせる運動です（菱沼, 2017）。乳児期までは特有の口腔構造があり、歯による咀嚼の前段階があります（図2－2）。

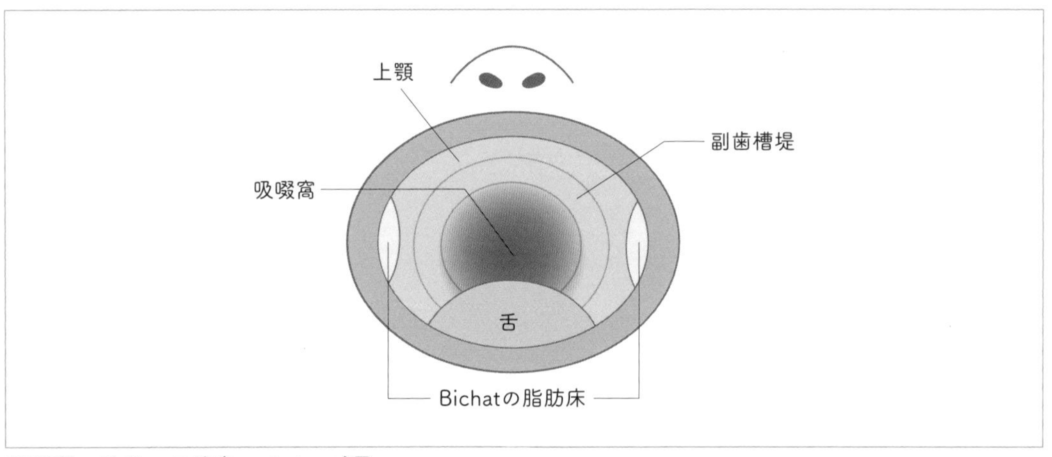

図2－2　乳児の口腔内のイメージ図
田角（2019）を参考に作成

i）吸啜

胎生6週頃に顎骨の形成、7週頃から歯胚形成、4ヵ月には歯ぐきの下で乳歯の石灰化が始まり、24週には吸啜が始まります（井上, 2018、兼元, 2020、田村, 2018、田角, 2019）。出生後は、表2－2、図2－2のように新生児期の口腔内には歯がなく、子どもはくわえた乳首を口蓋の副歯槽堤という隆起に囲まれた窪み（吸啜窩）と左右の頬部のBichatの脂肪床という膨らみを使って固定し、口腔内を占める大きな舌で乳首を圧迫し吸啜します（井上, 2016、田村, 2018、田角, 2019）。

また、前歯が生える部分となる歯槽堤に顎間空隙という隙間があり、子どもが顎を閉じてもくわえた乳首はつぶれません（田村, 2019）。

このような口腔構造と表2－2の原始反射等により、子どもは乳首を不随意に吸啜でき、乳汁を嚥下し哺乳することができます。

ii）歯による咀嚼

表2－2のように原始反射等が消失する5～6ヵ月頃、副歯槽堤やBichatの脂肪床が無くなり始め、下顎が発達し歯槽弓の拡大により舌が口腔内に収まり、前後に動きます。

口唇が閉じ、成人嚥下ができるようになると子どもは食物を口に取り込める（捕食）

ようになります。

乳歯の萌出期には顎間空隙がなくなり、口蓋の吸啜窩も平坦化し、7〜8ヵ月頃になると前後・上下に動くようになった舌の前方部で食物を上顎に押しつけ押しつぶし、9〜11ヵ月頃には前後・上下・左右に動く舌で食物を側方へ移動させ歯槽堤の側方部ですりつぶせるようになります。1歳頃、第一乳臼歯の萌出後、歯による咀嚼が可能となります。乳歯は図2−3の順に5〜6ヵ月頃から生え、乳歯全部の萌出は2〜3歳頃で、3〜5歳頃には乳歯による咀嚼力が安定します（井上, 2018）。一方で、6歳頃から始まる乳歯から永久歯への生え変わり期には、一時的に咀嚼力が低下します。

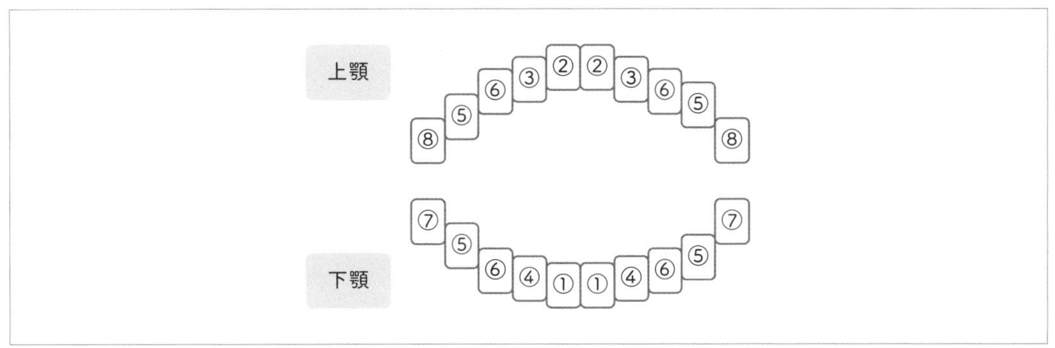

図2−3　乳歯の生える順
野中（2023）を参照し作成

iii）摂食・嚥下の臨界期

摂食・嚥下は12〜18ヵ月頃に獲得し3歳までに咀嚼機能が獲得されますが、それ以降になると摂食・嚥下を獲得するための訓練を行っても効果が低い（黒厚子ら, 2022）とされています。もし、この時期に経管栄養等により摂食・嚥下の機会が少ない場合は、子どもの摂食・嚥下機能獲得の準備につながる支援を行っておくことが必要です。

早産児は吸啜力が弱く一度に嚥下できる量も少なく、修正35週前後にならないと呼吸しながら吸啜した乳汁を嚥下する機能が十分に行えない傾向にあります（森口ら, 2021）。早産児は摂食機能発達に時間を要する傾向（大岡, 2021, 2022, 2023、照井ら, 2017）があるとされることから、早産児が摂食・嚥下機能を獲得する上で臨界期に間に合う支援を行うことが重要となります。

③食行動　（松尾ひとみ）

i ）食物に対する子どもの口腔感覚の発達（表2－3）

表2－3　食物に対する子どもの感覚の発達と食事の支援

年齢	子どもがわかるようになる感覚	食事の支援
2～4ヵ月頃	●指しゃぶりや玩具なめで、口腔に入るものの感触を把握 ●自分で哺乳量の調節ができる	●清潔なものを口腔内に入れられるようにする
5～6ヵ月頃	●食物を舌で前から後ろに動かし飲み込む感覚を覚える ●口蓋皺襞で食物の物性を感知	●姿勢を少し後ろに傾け、口腔内の食物の移動を支援（A） ●スプーンを下唇に置き、上唇が閉じるのを待つ（1匙の量は、スプーンの1/3～半分）（B）スプーンの引き抜きは水平に A　開口時に舌背が床に平行程度の頸部の角度　B
7～8ヵ月頃	●前歯で食物の大きさ・硬さを把握	●足底が床や椅子の補助版につく姿勢（C） ●平らなスプーンを横向きに下唇に置き、上唇が食物に触れたらすすらせる（D） C　D
9～11ヵ月頃	●食物の硬さと形を感じて食べ分ける（丸のみ、舌でつぶす、歯ぐきで噛む） ●上唇で口腔内に水が入る量、速さを感じる ●食物の形や感触を指や手掌で覚える	●手が届くテーブルにやや前傾姿勢で座る（E） ●コップの縁を下唇に置き、上下の唇でコップを挟み、上唇が水に触れるとコップから飲める ●食品をつかむことを見守る E
1歳頃	●食物を手づかみで口に入れ、前歯で噛み取り、自分の一口量がわかる	●まっすぐ着席して肘がテーブルに届く（F） ●食塊としてまとまりやすいものを与える ●手づかみ食べを十分にさせる F

井上（2018），小野（2015），向井（2008a, b），風見（2014），兼元（2020），五十嵐ら（2021），田村（2019）をもとに作成

子どもは2~4ヵ月頃に指しゃぶりや玩具を口腔内に入れ、この時期、最も敏感な口腔で乳汁以外の多様なものを把握しようとします。これが食事の準備となり、5~6ヵ月頃に成人嚥下が可能となると、舌の蠕動運動で口腔内に入った食物を奥へと移送させて嚥下する感覚をつかみます。また、子どもは食物を舌尖で上顎の前方にある口蓋皺襞に押し当ててつぶしながら、口蓋皺襞で①そのまま嚥下、②舌でつぶす、③側方へ運び咀嚼をすると食べ方を次第に判断できるようになっていきます(田村, 2019)。その後、前歯が生えると、前歯で食物を噛んだ感触で大きさ・硬さ・形を把握し、歯が十分に生えていなくても舌や歯ぐきを駆使して食べます。手が使えるようになると、手づかみで食物を口に入れてみて自分の口に入れられる量を経験から把握できるようになります。

ⅱ)食行動の発達(表2－4)

子どもは表2－3の感覚を手掛かりに発達した運動能力と統合させ、表2－3、表2－4のように最初は食べさせてもらい、次第に手づかみから道具を使って自力で食物を摂取できるように発達します。子どもは口腔機能の発達に合った状態の食物でないと摂取できません。また、飲水は離乳食を食べるより難しく、子どもが食物を押しつぶす機能を獲得する頃、水のすすり飲み時にスプーンからコップでと少しずつ飲水できるようになります(大久保, 2023)。

ⅲ)食行動のトラブル

表2－2のように乳幼児期は口腔内の構造の変化が著しく、口腔内の構造に合わせ咀嚼・嚥下の機能を獲得する時期にあるため、摂取できる食物も変化の過程にあります。

子どもは食べることに日々挑戦しながら、食物を咀嚼・嚥下するコントロールを模索中であるため、表2－5のように子どもの摂食機能では処理できない食物があり、喉をつまらせることや窒息の危険性があります。

子どもに与える食物の影響を予測し、表2－5を参考に咀嚼・嚥下が困難な食物を避け、もしくは咀嚼・嚥下できるように加工し、子どもが適量を口腔内に入れ十分に咀嚼するよう促す教育が必要です。

表2－4　食べる機能の発達と食行動

年代	歯	舌	咀嚼	嚥下	自力での食行動	調理
新生児期			吸啜	乳児嚥下		
5～6ヵ月		前後に動く	捕食	成人嚥下	・手づかみ食べ ・手指・玩具を口に入れる、スプーンで入れた食物をこぼさず摂取	・ペースト状に
7～8ヵ月		前後・上下に動く	押しつぶす		・手づかみ食べ	・舌でつぶせるように
9～12ヵ月		前後・上下・左右に動く	すりつぶす		・上手に手づかみ食べ ・食物以外のものを噛む ・遊び・指しゃぶり増加 ・スプーンに興味 ・すすり飲み	・歯ぐきでつぶせるように
1～1歳半		自由に動く	咀嚼		・手づかみ食べ ・スプーンですくおうとして落とす ・コップを持って飲水	・歯ぐきで噛めるように ・噛みつぶしやすく
2～3歳					・2歳頃：スプーン・フォークを使える、スプーンであまりこぼさず飲む ・2歳半～3歳頃：箸を使い始める ・3歳：こぼさず飲む	
5～6歳					・箸が使える ・食べ方が早くなる	

井上 (2018), 向井ら (2023), 向井 (2008ab), 川原 (2015) , 大木 (2020) をもとに 作成

表2－5　1～2歳児が食べにくい（処理しにくい）もの

特徴	食品	対策
弾力性が強い	蒟蒻、蒲鉾、キノコ、いか、たこ	与えない
皮が口に残る	豆、トマト	皮をむく
口内でまとまらない	ブロッコリー、ひき肉	とろみづけ
ペラペラしたもの	わかめ、レタス	加熱、刻む
唾液を取られる	パン、ゆで卵、さつま芋	水分を加える
繊維がある	かたまり肉、野菜	刻む
噛みつぶせない	生人参、リンゴ、薄切り肉	刻む
生野菜	レタス、胡瓜、人参、大根	刻む、加熱
誤嚥しやすい	餅、蒟蒻ゼリー、豆、葡萄、団子、ミニトマト	与えない

井上 (2016, 2018), 堤 (2009, 2010, 2023) をもとに加筆修正

iv）親から見た幼児期の食事の問題（表2－6）

表2－6　幼児期の食行動の問題

食行動の問題	原因
遊び食い	色々なものに興味が移る
偏食	家族の偏食の影響、食べにくい、自己主張
むら食い	色々なものに興味が移る、気分のむら、食欲不振
だらだら食べ	食事が楽しくない、食欲不振
よく噛まない	咀嚼しにくい歯並び、食べにくい食品
小食	間食や夜食の影響、無理強い

大岡ら (2013), 竹内 (2013), 風見 (2014), 四元 (2022) をもとに作成

食事が生活習慣として確立するまでの3歳前頃までは、表2－6のような食行動の問題が生じやすい年代です。この時期の子どもの食事の集中力は30分以内（竹内, 2013）と言われ、食事介助をする者は、子どもが空腹になって食事に臨む調整、食事に集中しやすい工夫（食卓周辺に注意がいかない環境整備、食事に興味を持つ盛りつけや食品等）を行い、30分過ぎても食べない場合は食事を強要せず片づけてみる等の対応が必要となります。もし、明確な食欲不振や体重減少がある場合は、早めに受診する必要があります。

④食欲 （松尾ひとみ）

食欲は空腹や口渇を感じて生じる行動であり（菱沼, 2017）、視床下部にある摂食中枢によりコントロールされています。摂食中枢は、消化管にあるホルモンや血糖値や美味しい体験等の多様な要素に影響されます（端詰, 2022）。

二木（1997）は、子どもの食欲の発達に快・不快体験が影響すると述べ、楽しい食事体験の重要性を説明しています。

ｉ）味覚

在胎7週には味蕾が発生し、大部分の味蕾の味孔は在胎14〜15週には形成され（田村, 2018、森口ら, 2021）、在胎20週頃は味覚反応があるとされています（長谷川, 2017）。乳児期は軟口蓋にもある味蕾で母乳の味がわかり（山本, 2008）、新生児期はうま味や甘みを好むと言われ、塩味の嗜好については3〜4ヵ月頃から出てくるとされています（堀尾, 2004、平井ら, 2012）。7〜8ヵ月頃に口腔内で食物を押しつぶせるようになると、押しつぶした時に食物を唾液と混ぜて味がわかるようになります（向井, 2004）。

ⅱ）嗜好

嗜好は経験と学習によって形成されます。

離乳食開始時期の子どもは食べたことがないものに対する新奇恐怖という警戒があり、これが発展すると食わず嫌いになる傾向があります（山本, 2008）。子どもは食後に体調不良がない等の食べた経験の実績から安全な食物を嗜好するようになりますが、2〜4歳になると大人や友人等のモデルとなる仲間や食事場面の影響も出ると言われ（堀尾, 2004、長谷川, 2017）、食後の体調以外の食事と関わる人との楽しい体験が嗜好に反映されるようになります。

⑤消化と吸収 （田中美樹）

ｉ）消化機能の成長・発達

消化器系の構造は、口腔、食道、胃、十二指腸、肝臓、胆嚢、小腸、大腸、直腸等から構成されています。口腔から取り入れられた食物は、各臓器の消化液・消化酵素によって分解され、吸収されやすい物質に変化します。この消化・吸収の90％は、小腸（十二指腸・空腸・回腸）が担い、食物は小腸の血管やリンパ管から吸収されます。

新生児・乳児期は消化吸収機能が未熟です。特に低出生体重児ほど栄養基質の消化吸収に関係する酵素の活性化が弱いです（増本ら, 2009）。幼児期には消化機能が発達し、消化吸収力も成人に追いついてきます。

しかし、食べ過ぎや感染症の罹患等で容易に消化不良を起こす可能性があるため、特に乳幼児期においては、年齢や体調（嘔気・嘔吐や便の性状等）を把握し、子どもの消化・吸収力に応じた適量の食べ物を摂取することが必要です。

例えば、急性胃腸炎による急性の下痢症状がある場合、食事は年齢相当の通常の食事で問題はありませんが、浸透圧負荷による下痢の悪化を防ぐため果物ジュース等糖分の多い食品（吉田ら, 2023）、消化に負担がかかる脂肪分の多い食事は避ける必要があります。

後述しますが、小児は脱水になりやすいので補水が重要で、脱水の程度にそって、軽症から中等症の脱水では 50〜100mL/kg 、その後は下痢・嘔吐で喪失した水分量に応じて与えます（日本小児救急医学会診療ガイドライン作成委員会, 2017）。また、母乳は脱水を補正する効果もあるため中止しません。

ii）脂質の消化吸収（表2－7 、表2－8 ）

表2－7、表2－8が示すように脂質は母乳中の三大栄養素の約半分を占め、神経組織や網膜の構成成分です。そのため、脂質は新生児期の重要な栄養素ですが、新生児は肝臓や膵臓等が未熟なため、脂肪の消化吸収が十分に行われない可能性もあります（東海林ら, 2010）。

食品中の脂質の多くは長鎖脂肪酸トリグリセリドです。トリグリセリドは舌と胃から分泌されるリパーゼにより分解が始まり、十二指腸で膵臓から分泌される膵リパーゼによりグリセリンと脂肪酸に分解されます。これらは水溶性でないため、水溶性の胆汁酸に包まれます（東海林, 2015）。その際、脂肪酸はもとのトリグリセリドに再合成された後、腸管のリンパ管から吸収され、胸管を通り静脈に入ります。

一方、食品中には中鎖脂肪酸トリグリセリド（MCT）が存在し、母乳中では6〜8％含まれています。これらは水溶性のため吸収に胆汁酸を必要とせず、リンパ管を介さず、門脈を通り、直接肝臓で吸収されます。

新生児期では膵リパーゼの活性が低いため、舌リパーゼや母乳中の胆汁酸塩促進性リパーゼが、その働きを補っています。さらに、母乳中に含まれる脂肪は他のミルクと比較し、新生児にとって吸収しやすい状態となっています（青柳ら, 2004）。そのため、新生児期に摂取する脂質は母乳が最も適しています。

表2－7　栄養素の消化吸収機能と発達

栄養素	分泌臓器	消化液	消化酵素	分泌開始年齢	消化力の成熟期
脂質	舌	唾液	● リパーゼ	生後2～3ヵ月頃から分泌増加する	2～3歳で成人と同じレベルとなる
	胃	胃液			
	膵臓	膵液			
たんぱく質	胃	胃液	● ペプシン	ペプシンは授乳開始とともに活性化する	2歳頃、成人とほぼ同じ水準となる
	膵臓	膵液	● トリプシン ● キモトリプシン ● エラスターゼ		
	腸管	腸液	● ペプチダーゼ ● エンテロキナーゼ		
糖質 （炭水化物）	舌	唾液	● アミラーゼ	新生児期には膵液アミラーゼはほとんど認められない	膵液アミラーゼは1歳頃、成人とほぼ同じ濃度となる
	膵臓	膵液			
	腸管	腸液	● マルターゼ ● ラクターゼ ● スクラーゼ	授乳が始まる頃、ラクターゼが急速に活性化する。新生児期にはほぼ成人値に達している	

細野 (2009), 青柳ら (2004), 東海林ら (2010), 東海林 (2015), 菱沼 (2017), 増本ら (2012) を参考に作成

iii）たんぱく質の消化・吸収（表2－7、表2－8）

表2－7、表2－8が示すように、食物中のたんぱく質は胃内のペプシンの作用により、ポリペプチドとアミノ酸に分解され十二指腸に送れられます。出生時、ペプシンの活性はまだ低レベルですが、授乳開始とともに生後24時間で急激に増加し、生後2日目で出生時の4倍近い分泌量となります。

十二指腸では、膵液中のトリプシン、キモトリプシン等によりオリゴペプチドとアミノ酸に分解されます。これらのたんぱく質分解酵素は十二指腸内へ分泌後に活性化しま

す。新生児では成人の60%程度の活性化レベルですが、生後1～2ヵ月から急激に上昇し1歳頃には成人の値に近くなり、2歳頃には成人と同じレベルとなります。オリゴペプチドは小腸で分解酵素ペプチダーゼとエンテロキナーゼによりジペプチド、さらにアミノ酸まで分解され門脈系から肝臓に送られます。

iv）糖質（炭水化物）の消化・吸収（表2－7、表2－8）

表2－7、表2－8が示すように、経口摂取した糖質の消化は唾液のアミラーゼから始まり、主に小腸内で膵液のアミラーゼによりショ糖、乳糖等の二糖類に分解されます。唾液アミラーゼは出生時に活性化しますが、胃液で失活するため十分な働きができません。また、膵液のアミラーゼ活性は新生児期にはほとんど認められず、濃度も成人の10分の1程度です。その後、徐々に濃度が上がり1歳頃に成人と同じレベルになります。

二糖類は、小腸でマルターゼ、ラクターゼ、スクラーゼによって単糖類（ブドウ糖、ガラクトース等）に分解されます。これらの酵素は妊娠後期に急速に上昇し、新生児期には成人と同じ値に達します。単糖類は小腸粘膜表面から吸収されます。

v）その他の栄養素の消化・吸収（表2－7、表2－9）

ビタミンA、D、E、K等の脂溶性ビタミン類は、長鎖脂肪酸トリグリセリドと同様に、水溶性ではないため小腸の微絨毛を通過できず、十二指腸から空腸で水溶性の胆汁酸に包まれた後、リンパ管から吸収され、胸管を通り静脈に入ります。

一方、水溶性ビタミンであるビタミンB群（B1、B2、B6、B12、ナイアシン、パントテン酸、葉酸、ビオチン）やビタミンCは、回腸で吸収され、門脈を通り肝臓へ運ばれます。

これらビタミン類およびカルシウム、リン、カリウム等のミネラル類は、上記で述べたエネルギー産生栄養素に比べ微量ではありますが、人の機能を正常に保つため必要な栄養素です。また、これらは体内でほとんどつくることができないため（増本ら，2012）、食品から摂取する必要があります。

従って、子どもへの食事提供や食事の補助時に、子どもが野菜や魚類等を摂取できるよう意識的な支援が必要です。

表2－8　三大栄養素の分解と消化

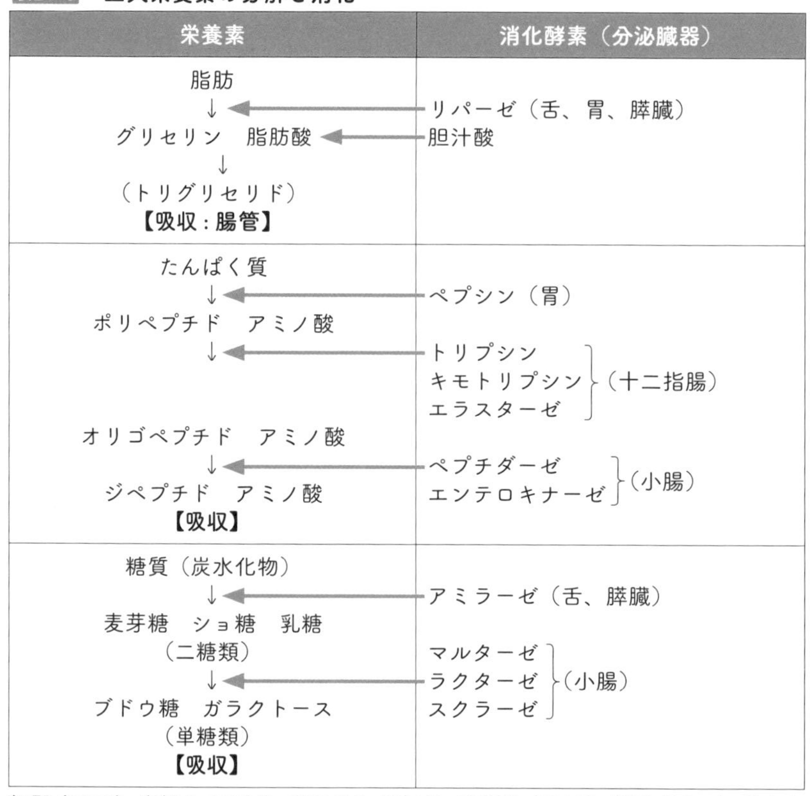

栄養素	消化酵素（分泌臓器）
脂肪	
↓ ←	リパーゼ（舌、胃、膵臓）
グリセリン　脂肪酸 ←	胆汁酸
↓	
（トリグリセリド） 【吸収：腸管】	
たんぱく質	
↓ ←	ペプシン（胃）
ポリペプチド　アミノ酸	
↓ ←	トリプシン キモトリプシン エラスターゼ　}（十二指腸）
オリゴペプチド　アミノ酸	
↓ ←	ペプチダーゼ エンテロキナーゼ　}（小腸）
ジペプチド　アミノ酸 【吸収】	
糖質（炭水化物）	
↓ ←	アミラーゼ（舌、膵臓）
麦芽糖　ショ糖　乳糖 （二糖類）	
↓ ←	マルターゼ ラクターゼ スクラーゼ　}（小腸）
ブドウ糖　ガラクトース （単糖類） 【吸収】	

細野 (2009), 青柳ら (2004), 東海林ら (2010), 東海林 (2015), 菱沼 (2017), 増本ら (2012) を参考に作成

表2－9　その他の栄養素の吸収部位

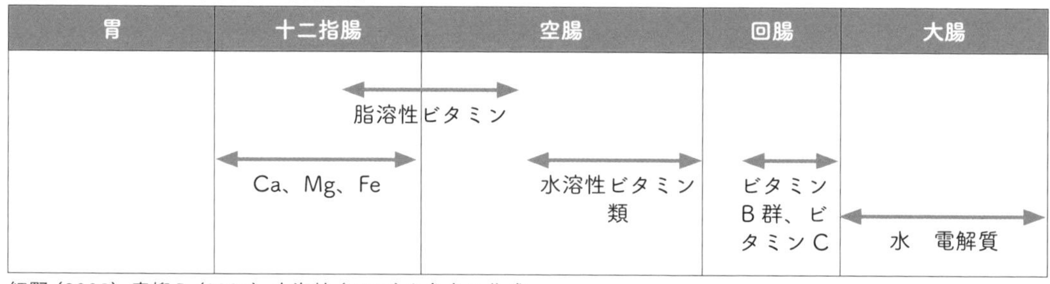

胃	十二指腸	空腸	回腸	大腸
	←脂溶性	ビタミン→		
	←Ca、Mg、Fe→	←水溶性ビタミン類→	←ビタミンB群、ビタミンC→	←水　電解質→

細野 (2009), 青柳ら (2004), 東海林 (2015) を参考に作成

⑥何をどれだけ食べるか　（田中美樹）

子どもは、生後早期に慢性的に栄養不良の状態が続くと発育が制限されます。それは、単に身長や体重等への影響に止まらず、脳の発達に影響します。

「動く」の章でも説明したように、胎児期から乳児期の栄養不良によって、脳の神経の連結発達（シナプス形成）は悪影響を受け、認知・運動・言語発達にも遅れを生じ（安田, 2019)、発育障害から回復することができなくなります。UNICEF（2013）が「特に人生最初の1,000日；女性の妊娠から2歳の誕生日までは、最適な健康と発育の基礎が築かれるまたとない機会であり、この期間に築かれた基礎は生涯にわたって確立されます」と述べているように、乳幼児の栄養状態の維持はとても重要であり、保護者を含めた周囲の大人は、そのことを理解しておく必要があります。

このような栄養不足による子どもの認知・知的発達の遅れや慢性疾患のリスク等を予防する上で、表2－10に示す厚生労働省が提示する子どもに必要な1日あたりのエネルギー量および栄養素の摂取基準を参考に、適切な食事量や食事内容を提供する必要があります。また、子どもに食事を与える保護者に対する栄養指導が重要になります。

表2－10　1日あたりのエネルギー量および栄養素の摂取基準

月・年齢／エネルギー栄養素	0～5ヵ月		6～8ヵ月		9～11ヵ月		1～2歳		3～5歳		6～7歳		8～9歳		10～11歳	
	男	女	男	女	男	女	男	女	男	女	男	女	男	女	男	女
推定エネルギー必要量（kcal）	550	500	650	600	700	650	950	900	1,300	1,250	1,350～1,750	1,250～1,650	1,600～2,100	1,500～1,900	1,950～2,500	1,850～2,350
間食で補給するエネルギー割合（%）	0						10～15		10～20							
たんぱく質推奨量（g）	10（目安）		15（目安）		25（目安）		20		25		30		40		45	50
脂質（総エネルギーに占める割合）（%）	50（目安値）		40（目安値）				20～30									
Ca推奨量（mg）	200（目安）		250（目安）				450	400	600	550	600	550	650	750	700	750
鉄推奨量	0.5（目安）		5.0	4.5	5.0	4.5	4.5		5.5		5.5		7.0	7.5	8.5	8.5（12.0）※

※（　　）は月経有の場合
厚生労働省（2020），児玉（2022），堤（2018），向井（2022），太田（2022）を参照し作成

ⅰ）栄養状態・成長の評価

子どもの栄養状態や成長はp.26・27の表2－11・図2－4のように、子どもの年齢や評価内容に応じ複数の方法を組み合わせ、総合的に判断します。また、一定の時点だけでなく経過で評価することも重要です。

表2－11　子どもの発育状態を把握する指標

指標	対象	把握できる内容	計算式	数値の評価
❶パーセンタイル値				
	6歳まで	実測値（身長・体重・頭囲・胸囲）の個別評価	（母子健康手帳に掲載された発育曲線）	10パーセンタイル未満および90パーセンタイル以上：経過観察 3パーセンタイル以下および97パーセンタイル以上：発育に偏り （図2-5参照）
❷発育指数（体格指数）				
カウプ指数	生後3ヵ月以降の乳幼児	身長と体重のバランス ※小数点第1位まで	体重（g）÷身長（cm）^{2}×10	15～18：ふつう 20以上：太りすぎ ※ただし、年齢により判定数値が異なる（図2-4参照）
肥満度（%）	幼児から（主に3歳以降）	標準体重に対して実測体重がどれくらい多いか	（実測体重kg－標準体重kg）÷標準体重kg×100	【幼児】 ＋15～19%：肥満傾向 ＋20～39%：軽度肥満 ＋40以上：高度肥満 【6歳以上】 ＋20～29%：肥満傾向 ＋30～49%：軽度肥満 ＋50以上：高度肥満
❸SDスコア				
	乳幼児	身長の標準偏差		平均値を0とし、±2SDの範囲で身長体重が発達すれば問題なし

注1：早産の低出生体重児は、修正月齢・年齢で評価する
注2：カウプ指数は、成人で使用するBMIと同じ計算式だが評価判定の基準値が異なる（BMIでは、25以上：肥満、18.5未満：低体重）
原 (2018), 日本小児内分泌学会：子どもの肥満，厚生労働省 (2021), 前澤 (2022) を参考に作成

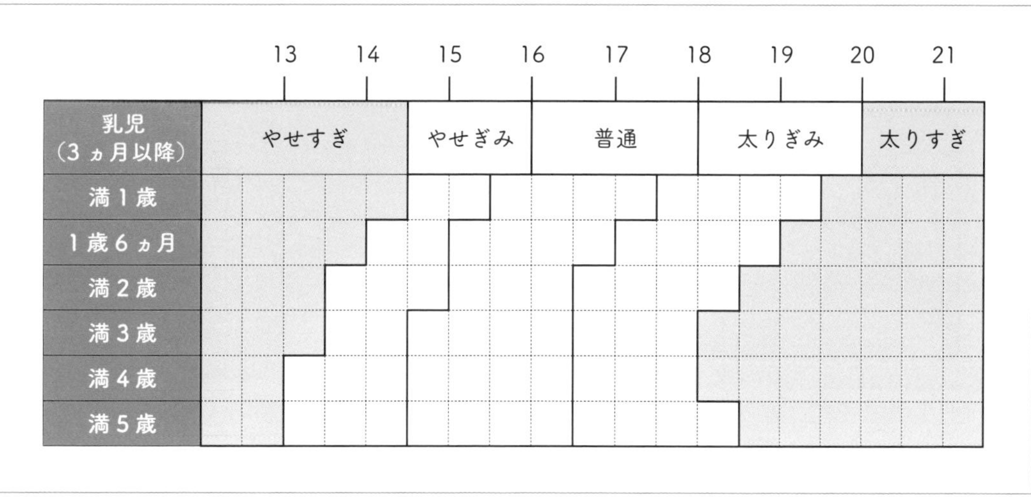

図2－4　カウプ指数による発育状況の判定
飯島一誠監修（2022）：保育者のためのわかりやすい子どもの保健，総合医学社，東京（p.47, 図表Ⅰ-3-3）を参照し作成

一般に、乳幼児の発育状態は母子健康手帳にも掲載されている発育曲線（身長・体重）を参考にします。

発育曲線とは、一人の子どもの身長や体重の変化を経時的に表示したものです。複数のラインはパーセンタイル値を示しています。パーセンタイル値とは全体数を100％とし、小さいほうから数えて何％目の値は、どれくらいかという見方をする統計的表示法です（厚生労働省, 2011）。図2－5に示す乳幼児身長体重発育パーセンタイル曲線をみると、下から3、10、25、50、75、90、97の7本のラインがあり、パーセンタイル値を示しています。例えば25（パーセンタイル）は、小さいほうから25％目、97（パーセンタイル）は、小さいほうから97％目に位置していることを意味します。50パーセンタイル値は「中央値」とも呼ばれているもので、この値より小さい子どもと大きい子どもが半数ずついることになります（厚生労働省, 2011）。

また、乳幼児身長体重発育パーセンタイル曲線は低出生体重児用のものもあり（こども家庭庁, 2023）、対象の子どもの特徴に合わせ、適切な発育曲線で評価することが必要です。

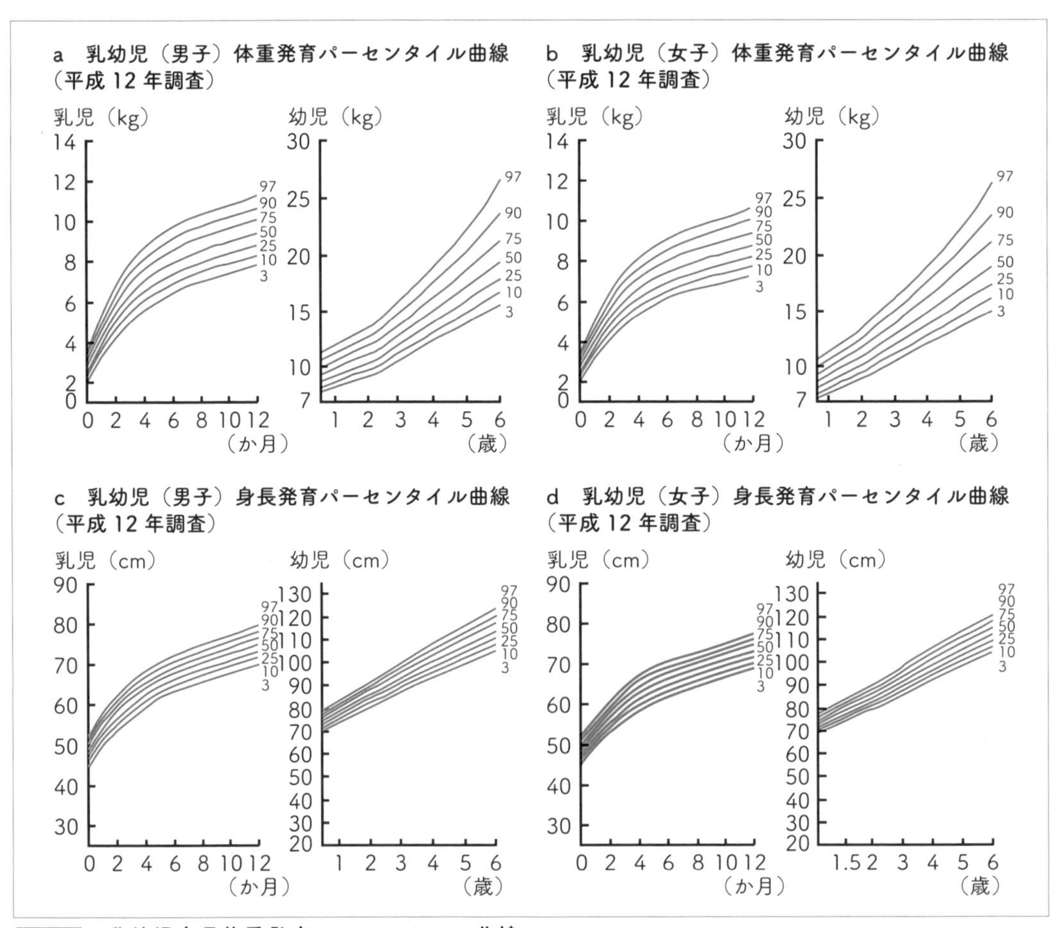

図2－5　乳幼児身長体重発育パーセンタイル曲線
厚生労働省 (2021)：乳幼児身体発育評価マニュアル 令和3年3月改訂
https://www.niph.go.jp/soshiki/07shougai/hatsuiku/index.files/katsuyou_2021_3R.pdf を引用

ii）子どもの水分バランス（表2－12）

表2－12　必要水分量と不感蒸泄・尿量

	新生児	乳児		幼児	学童		思春期（中高生）	成人
不感蒸泄（mL/kg/日）	30	50～60		40	30		20	20
尿量（mL/kg/日）	20～70	70～90		40～50	30～40		20～30	20～30
		～生後5ヵ月	生後6ヵ月～		低学年	高学年		
必要水分量（mL/kg/日）	60～160	140～160	120～150	100～130	80～100	60～80	40～60	30～40

三浦 (2022), 高増 (2016, 2019) を参照し作成

子どもの体液生理の特徴として、体重あたりの体内水分量が、成人と比べ多いことが挙げられます。

細胞内液と細胞外液（血液の液体成分である血漿、細胞の周囲を満たす間質やリンパ液等が含まれる）の割合は年齢によって変動します。成人では体重に占める水分の割合は60％で、細胞内液と細胞外液の比率は2：1です。一方、新生児では体重に占める水分の割合は約80％と多く、また、細胞外液の占める割合は45％で、細胞内液の35％より多いことが特徴です（三浦, 2022）。乳児（生後3ヵ月頃）では体重の70％、幼児期では65％程度となり、年齢とともに体重あたりの体内水分量と細胞外液の割合は低下し、学童期頃、成人と同等の割合となります。

表2－12が示すように、子どもの体重あたりの1日の必要水分量と排せつ量は、成人と比べて多く、年齢が低いほど多いという特徴があります。それは、成長に伴う基礎代謝が大きいこと、活動に伴う必要な物質代謝が多いこと、そして体重に比して体表面積が大きいため不感蒸泄が多いこと等が理由として挙げられます。

前述した水分バランスの特徴に加え、感染症罹患等が原因の下痢・嘔吐や経口摂取量低下により、体内の水分・電解質の低下・喪失をきたしやすいため、子どもは脱水状態に陥りやすいです（三浦, 2022）。そのため、こまめな水分摂取を促す必要があります。脱水の症状は活気の低下、皮膚緊張の低下、尿量減少、年少児であれば大泉門の陥没、眼窩の陥没等が認められます。子どもの症状等から適切な判断を行い、対応をする必要があります。

iii）子どもの食べる機能に合わせた栄養摂取　（松尾ひとみ・吉川未桜）

▶ 授乳

1980年代から、WHOとUNICEFは生後6ヵ月までは母乳だけで育て、6ヵ月以後は母乳の栄養不足を補う目的で補完食（離乳食）を与え、2歳まで完全母乳育児を行うよう繰り返し共同声明を出しています（WHO, 2021）。また「母乳代用品のマーケティングに関する国際規準（WHO Code）」（WHO, 1981）で、商業ベースの人工ミルク使用は乳児が母乳の恩恵を得られない危険性があることを警告しています。厚生労働省も母乳育児を薦め、人工ミルクの使用は医学的な理由がある場合等としていますが、母親の母乳分泌不足に関しては、WHOとUNICEFはまずは母乳分泌に対する努力と支援体制の整備を各国に求めています。

このような動向は、表2－13に示す母乳育児のメリットに由来しています。

表2－13 **母乳育児のメリット**

	メリット
子ども	● 免疫機能の向上＝感染症リスクの低下 ● 罹患リスク低下（例：肥満、高血圧、糖尿病、白血病、壊死性腸炎、乳児突然死症候群等） ● 乳児に最適な栄養 ● 哺乳による顔の筋肉や顎の発達促進
母親	● 産後の体調回復（子宮復古・体重減少促進） ● 産後の安静（排卵抑制） ● 親子の愛着形成・精神的安定 ● 罹患リスク低下（例：関節リウマチ、高血圧、高脂血症、心血管系疾患、糖尿病、閉経前の乳がん、卵巣がん等）
経済	● ミルク代・医療費等諸費用の節約

五十嵐ら (2021), 早田 (2021) を参考に作成

子どもへの授乳は、乳児が空腹のサイン（手を口に持っていったり、吸啜する仕草や音をたてたり、不機嫌にする等）を示す時に与える自律授乳が基本です（水野, 2018a, b）。子どもの哺乳量の不足や充足は表2－14、表2－15、表2－16に示すサイン等を参考にします。

表2－14 **母乳不足のサイン**

体重減少傾向や横ばい、排便・排尿回数少ない、授乳回数少ない、眠りがち、泣き方が弱い、黄疸、皮膚の張りが乏しい、おしゃぶり吸啜

佐藤 (2022), 五十嵐ら (2021), 水野 (2018a) を参考に作成

表2－15 **母乳が足りているサイン**

体重増加順調、8回／日以上飲む、授乳時に嚥下する音が聞こえる、排尿6～8回／日、四肢を活発に動かす、皮膚の張りがある

佐藤 (2022), 五十嵐ら (2021) をもとに作成

表2－16 **一般的な新生児～乳児期の体重増加の目安**

0～3ヵ月	25～30 g／日（新生児は最低体重から計算）
3～6ヵ月	15～20 g／日
6～12ヵ月	10～15 g／日

加藤 (2020) を参照し作成

母乳不足の判断は体重増加を参考にしますが（表2－16）判断には専門知識を要します。1日の体重増加だけではなく、正期産児、母乳栄養児、低出生体重児等と各特性に適した体重曲線で個別の成長を経過でみる必要もあります。また、母乳だけで育った乳児の成長は人工栄養児より緩やかとされ（井ノ口, 2018）、母乳栄養児用の身長・体重・頭囲の

成長曲線を参考にすることができます（日本母乳哺育学会, 2019）。

表2－17　母乳の変化

時期	種類	母乳の特徴
妊娠16週〜 分娩後2〜3日頃	初乳	● 免疫物質（IgA）の濃度が高い ● 脂肪濃度が低い、たんぱく質濃度が高い（早産児ほど高い） ● NaClが高く、乳糖が低い
分娩後3〜8日頃	移行乳	● NaCl、たんぱく質等の濃度が低下 ● 乳糖や脂肪の濃度が上昇、乳汁量が増加
分娩後9日目以降	成乳	● 乳児が飲んだ量の乳汁を産生（オートクリン・コントロール）

早田（2021），水野（2022），滝（2022）を参考に作成

母乳は表2－17のように変化します。初乳は子どもに重要な成分を多く含み、特に早産児の母親の母乳は早産児に適した成分となっています。

前述のように、WHOとUNICEFは母子の健康を重視し完全母乳による育成の徹底を唱えていますが、わが国の2019年改訂「授乳・離乳の支援ガイド」の方針では母親に母乳栄養のみを強要せず、母親と子どもが置かれた状況に寄り添いつつ母乳栄養を促進する方針です。

母乳の代用品として育児用ミルクがあり、母乳より高カロリーで栄養素も多いのですが、免疫物質は含みません。

子どもへの授乳方法に関しては表2－18のような種類があり、選択は人工ミルクの成分や特性を把握し、子どもと母親の状況に合わせて熟慮することが重要です。

表2－18　乳児への授乳方法の種類

母乳	母乳だけ与える
育児用ミルク	母乳栄養を望んでも医学的理由等で母乳が与えられない時等に使用する。母乳の代替
混合栄養	母親がなんらかの理由で母乳を十分に与えられない時、母乳と育児用ミルクを併用する

厚生労働省「授乳・離乳の支援ガイド」改定に関する研究会（2019），五十嵐ら（2021）を参考に作成

その他ミルクには、アレルギー疾患児や早産児用等の治療用の特殊ミルク等があり、子どもの身体状況に適したミルクの選択も重要です。

なお、授乳時の注意事項に溢乳（いつにゅう）があります。溢乳は哺乳後に乳汁を口端からタラタラ出すことを言い、新生児・乳児期の胃に湾曲が少なく噴門部の括約筋が未熟であるため（図2－6）、子どもの哺乳過多や哺乳時の空気の嚥下等で起こります。防止策として、授乳後に子どもの背が縦になるよう抱き、背中をさすりゲップを促します。

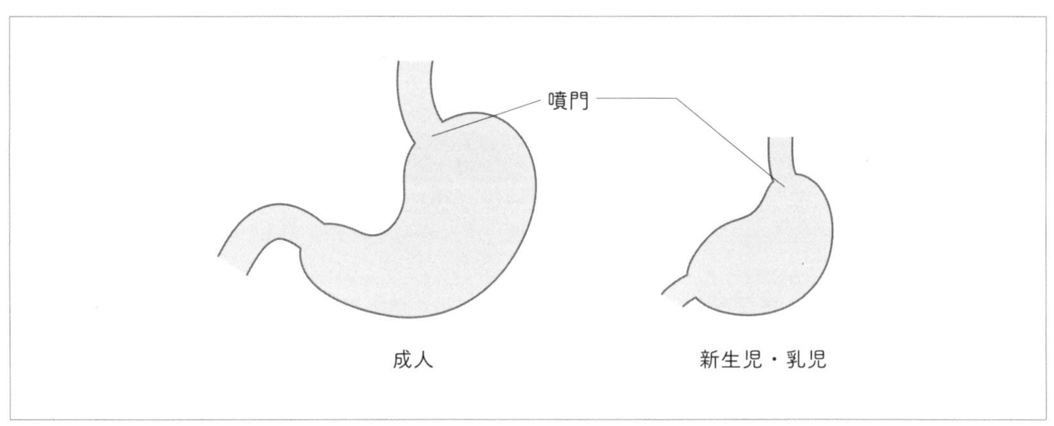

図2－6　新生児・乳児の胃のイメージ
上田（2006）を参考に加筆修正

▶ 離乳食

WHO（2000/2006）は完全母乳の育児を薦め、母乳では栄養不足となる生後4～6ヵ月頃に、母乳に追加する栄養として補完食（complementary feeding）の必要性を述べています。わが国も母乳の栄養不足を補うため離乳食の必要性を唱えていますが、WHOは2歳頃またはそれ以降と母乳を長期に与える方針です（表2－19、表2－20）。

表2－2に示すように、哺乳の反射は5～6ヵ月までに消失するため、摂食が可能となります。早産児の場合も、1,500 g以上で生まれた子どもは修正月齢（出産予定日を誕生日とみなす）で正期産児と同じ月齢が目安となります（五十嵐ら, 2021）。

表2－19　食事開始の総合的な判断の目安

	補完食（WHO）	離乳食（厚生労働省）
年齢	●4～6ヵ月	●5～6ヵ月頃
子どもの準備状況	●舌を上手にコントロール ●口を上下にもぐもぐ動かす ●乳歯萌芽 ●口に物を入れるのを好む ●新しい味に興味を示す	●首が座り、寝返りができる ●5秒以上座れる ●スプーン等を口に入れても押し出すことが少ない ●食べ物に興味を示す
食事を与える開始のサイン	●頻繁に母乳を与えても空腹になる ●体重増加不良	

WHO (2000/2006), 厚生労働省「授乳・離乳の支援ガイド」改定に関する研究会(2019), 五十嵐ら (2021) を参照し作成

表2－20　**母乳だけでは不足する栄養素**

ビタミンK	●出生時・生後1週間・1ヵ月健診の3回ビタミンK_2シロップ投与 ●完全母乳は生後3ヵ月までは週1回投与
ビタミンD	●日に当たると合成される（例：日陰で30分過ごす等）
鉄	●5ヵ月以降は補う必要があり、早産児・低出生体重児は貧血になりやすい

WHO (2000/2006), 五十嵐ら (2021), 井ノ口 (2018) を参考に作成

離乳食の開始は、月齢のみでなく乳児の状態を総合的に判断する必要があります（表2－19）。WHOは、開始が早いと母乳不足による罹患リスクの高まりや消化力不足による栄養不足を招き、開始が遅いと栄養失調や微量栄養素不足、成長が遅れる危険性等を指摘しています（表2－20）。

表2－21に示すように、WHOと厚生労働省の子どもの食物摂取の確立過程は少し違います。

いずれも、前述した乳児の嚥下・咀嚼機能、消化機能の発達状態を把握し、乳児に必要な栄養素を含む食物を選び、個別の食べる機能に合わせて調理して与える必要があります。ガイドラインの各要素を断片的に手順通りに進めるのではなく、食べるために必要なその子独自の諸機能の評価を統合する段階を経て、何をどう食べるか選択するという流れになります。

前述したように、これらは食べる機能の臨界期前に行うことが重要です。

なお、一般にボツリヌス菌感染の危険性から1歳未満には蜂蜜を与えません（WHO, 2000、五十嵐ら, 2021）。

また、食物アレルギーになりやすい食品を遅らせて与えても、アレルギー発症の予防効果に対する科学的根拠はないとされ、特定の食物を遅らせて与えないよう薦められています（五十嵐ら, 2021）。

表2－21　**乳幼児への食物摂取の進め方**

補完食（WHO）

年齢	母乳	食物	食事の頻度
4ヵ月まで	● 欲しがるたびに ● 少なくとも8回/日以上	－	－
4～6ヵ月	● 欲しがるたびに ● 少なくとも8回/日以上	● 必要時6～12ヵ月と同じ食物	1～2回/日
6～12ヵ月	● 欲しがるたびに	● とうもろこし、キャッサバ、きび、大豆のいずれかで濃い粥を作り、ミルク（乳汁）はすりつぶしたピーナッツにオイルを混ぜたものと砂糖を加えたもの ● マトケ、ジャガイモ、キャッサバ、とうもろこしの粉、米のいずれかのつぶし粥に魚、豆、すりつぶしたピーナッツを混ぜ緑の野菜を加えたもの	母乳育児の児：3回/日 母乳育児でない児：5回/日 ● 間食（栄養に富むもの：バナナ、卵、パン等）
1～2歳	● 欲しがるたびに	● とうもろこし、キャッサバ、きび、大豆のいずれかで濃い粥を作り、ミルク（乳汁）はすりつぶしたピーナッツにオイルを混ぜたものと砂糖を加えたもの ● マトケ、ジャガイモ、キャッサバ、とうもろこしの粉、米のいずれかのつぶし粥に魚、豆、すりつぶしたピーナッツを混ぜ緑の野菜を加えたもの	3回/日 ● 間食2回/日
2歳以上		● 家族と同じ食事	3回/日 ● 間食2回/日

離乳食（厚生労働省）

年齢	母乳	食物	食事の頻度
－	● 飲みたいだけ	－	－
5～6ヵ月	● 飲みたいだけ	つぶし粥、すりつぶした野菜、豆腐、白身魚、卵黄	1匙/日から ミルク子どもの欲するまま
7～8ヵ月	● 食後に与える ● 欲しがるまま	全粥（50～80g）、 野菜・果物（20～30g）、 魚または肉（10～15g）、 または豆腐（30～40g）、 または卵黄1か全卵1/3、 または乳製品（50～70g）	2回/日 ミルク3回/日
9～11ヵ月	● 食後に与える ● 欲しがるまま	全粥（90g）～軟飯（80g）、 野菜・果物（30～40g）、 魚または肉（15g）、 または豆腐（45g）、 または全卵1/2、 または乳製品（80g）	3回/日 ミルク2回/日
12～18ヵ月	● 子どもの状況に応じる	軟飯（90g）～ご飯（80g）、 野菜・果物（40～50g）、 魚または肉（15～20g）、 または豆腐（50～55g）、 または全卵1/2か2/3、 または乳製品（100g）	3回/日 ミルク状況に応じて ● 補食：1～2回/日

WHO (2000/2006), 厚生労働省「授乳・離乳の支援ガイド」改定に関する研究会 (2019), 五十嵐 (2021) を参照し作成

▶ 間食（吉川未桜）

間食を与え始める時期は、離乳完了の頃が目安です（上田, 2022）。子どもの間食には、表2－22のように主に4つの役割があります。ここでは、子どもの身体発育のためのエネルギーや各栄養素の補給としての栄養的役割について重点的に説明します。

表2－22　子どもの間食の主な意義

役割	内容
栄養的役割	3回の食事では不足するエネルギー、各栄養素、水分の補給
機能的役割	主食とは違った味覚や食感の発達を助ける、食物の物性に合わせて噛む力の調整等の咀嚼摂食機能の発達を促す
精神的役割	食べる喜び、楽しみ。それらを周囲の人と共有する
教育的役割	手洗いやマナー等を身につける。おやつを手づくりする等を通して、食に対する興味や関心を高める

上田 (2008, 2019), 小児科と小児歯科の保健検討委員会 (2012), 堤（2018）を参照し作成

表2－23のように、子どもの胃は小さいため、1日3回の食事だけでは十分なエネルギー・栄養素を摂取できません（上田, 2019、五十嵐ら, 2021）。そのため、間食は、発育に必要な子どもの“4回目の食事”（補食）といえます。

表2－23　胃容量の変化

出生時	1歳	5歳	成人
30 ～ 60 mL	370 ～ 460 mL	700 ～ 830 mL	約 3,000 mL

志賀 (2001), 南里ら (2021) を参照し作成

間食の回数・量は、1～2歳時では午前と午後の2回に分けエネルギー量の10～15%を、3～5歳時では1日1回エネルギー量の10～20%を与えます（表2－10参照）（太田, 2022）。間食は次の食事に支障をきたさない程度の量とし、遅くとも夕食の2時間前までに食べ終えるように調整することが重要です（上田, 2008）。

幼児期は味覚形成や摂食機能の促進時期です。市販の菓子類や飲料に偏らず、表2－24のように子どもの食事の一部として、1日の食事バランスが取れる配慮が大切です。

また、牛乳は飲用すると鉄欠乏性貧血（牛乳貧血）をきたすことがあります。離乳食の食材として牛乳を使うことは問題ありませんが、牛乳の飲用は1歳以降を勧められています（五十嵐ら, 2021）。

表2-24　幼児期の間食の例

穀類（うどん、おにぎり、おやき、トースト、蒸しパン、ビスケット、せんべい等）、芋類、季節の果物や野菜、乳製品、麦茶、牛乳

五十嵐ら (2021), 堤 (2018), 上田 (2008, 2019), 小児科と小児歯科の保健検討委員会 (2012) をもとに加筆し作成

おわりに

重症だった子どもが経口摂取できた時の目の輝きや、逆に、絶食や食事制限された子どものうつろな眼差しを思い出すたび、全ての子どもがいつでも美味しいご飯を喜んで食べられるようでありたいと願います。きっと、子どもは食べる機能を獲得する時、単に栄養を摂取するのではなく、調理した人の思いや、楽しく食べる雰囲気から愛情を感じ、心もお腹も満たされるのでしょう。そのためには、子どもの口腔や消化器の機能の発達に合わせた支援であることが重要です。また、現時点の「食べる」だけではなく未来の「食べる」も視野に置き、臨界期内に「食べる」機能を獲得できるように心がけましょう。

ここでは、複雑な「食べる」機能の科学的根拠を簡潔に整理するため、あえて食育には触れずに書き、食育につなげるための基盤を充実させました。

文献

青柳陽, 永田智, 山城雄一郎 (2004)：子どもの栄養生理：消化・吸収・排泄, 小児科臨床, 57(12), 2429-2432

二木武 (1997)：食欲と意欲の発達, 二木武編, 小児の発達栄養行動：摂食から排泄まで / 生理 心理 臨床 (新版), 15-26, 医歯薬出版, 東京

原光彦 (2018)：小児肥満症と診療ガイドラインについて, 小児保健研究, 77(6), 560-563

長谷川智子 (2017)：食行動の生涯にわたる変化, 今田純雄, 和田有史編, 食行動の科学：「食べる」を読み解く, 74-91, 朝倉書店, 東京

端詰勝敬 (2022)：食欲のメカニズム, Nutrition Care, 15(3), 218-223

早田茉莉 (2021)：母乳栄養 (正期産児), 周産期医学, 51(13), 981-984

平井良治, 池田稔 (2012)：嗅覚・味覚はどのように発達するのか？, JOHNS, 28(3), 270-271

弘中祥司 (2022)：嚥下, 摂食機能の発達, 周産期医学, 52(13), 554-557

菱沼典子 (2017)：第5章 食べる, 看護形態機能学：生活行動からみるからだ (第4版), 109-110, 112-113, 116-125, 日本看護協会出版会, 東京

堀尾強 (2004)：子どもの味覚と嗜好の発達, 小児科臨床, 57(12), 2433-2438

細野茂春 (2009)：消化, 馬場一雄監修, 原田研介編, 新版 小児生理学, 102-111, へるす出版, 東京

五十嵐隆監修 (2021)：授乳・離乳の支援ガイド (2019年改訂版) 実践の手引き (第2版), 母子衛生研究会, 東京

飯島一誠監修 (2022)：保育者のためのわかりやすい子どもの保健, 47, 総合医学社, 東京

井ノ口美香子 (2018)：母乳育児の留意点, 小児内科, 50(1), 73-76

井上美津子 (2016)：乳幼児期の口腔機能の発達：食育の視点から, 小児保健研究, 75(6), 718-720

井上美津子 (2018)：口腔機能発達の支援について, 小児保健研究, 77(6), 604-607

井上美津子 (2021)：子どもの歯・口の発育と食べる機能・行動の発達からみた窒息のリスク, 小児保健研究, 80(3), 348-

350
兼元妙子 (2020)：今どきの子どものお口事情 , 子どもの健康科学 , 20(1), 65-69
加藤育子 (2020)：新生児～乳幼児に必要な熱量と栄養素 , 望ましい成長 , with NEO, 33(2), 171-177
川原佐公 (2017)：発達がわかれば保育ができる！(初版), ひかりのくに , 大阪
風見公子 (2014)：乳幼児の咀嚼機能の発達と食事提供 , 児玉浩子編 , 子どもの食と栄養 , 中山書店 , 東京
こども家庭庁「健やか親子 21」(2023)：令和 4 年度成果物 医療機関退院後の低出生体重児の身体発育曲線 (2022 年), Retrieved from: https://sukoyaka21.cfa.go.jp/useful-tools/thema3/ (検索日：2023 年 9 月 6 日)
厚生労働省 (2011)：平成 22 年乳幼児身体発育調査の概況について「調査結果の概要」, Retrieved from: https://www.mhlw.go.jp/file/04-Houdouhappyou-11901000-Koyoukintoujidoukateikyoku-Soumuka/kekkagaiyou.pdf (検索日：2023 年 9 月 6 日)
厚生労働省「授乳・離乳の支援ガイド」改定に関する研究会 (2019)：授乳・離乳の支援ガイド , Retrieved from: https://www.mhlw.go.jp/content/11908000/000496257.pdf (検索日：2023 年 9 月 6 日)
厚生労働省 (2020)：日本人の食事摂取基準「2-2 乳児・小児」, Retrieved from: https://www.mhlw.go.jp/content/10904750/000586577.pdf（検索日：2023 年 9 月 6 日）
厚生労働省 (2021)：乳幼児身体発育評価マニュアル (令和 3 年 3 月改訂), Retrieved from: https://www.niph.go.jp/soshiki/07shougai/hatsuiku/index.files/katsuyou_2021_3R.pdf（検索日：2023 年 9 月 6 日）
黒厚子瑠佳 , 岩田こころ , 岩本勉 (2022)：口腔機能の発達と育成 , 日本ヘルスケア歯科学会誌 , 23(1), 17-23
前澤眞理子 (2022)：子どもの成長と発達 , 岩田力 , 前澤眞理子編著 , 子どもの保健・健康と安全：理論と実際 (改訂新版), 43-44, 同文書院 , 東京
増本幸二 , 水田祥代 (2009)：低出生体重児 . M.P. 新・静脈栄養・経腸栄養ガイド NST に必須の知識と実践のすべて , Medical Practice 編集委員会編 , Medical Practice 26 臨時増刊号 , 342-347
増本幸二 , 新開統子 , 上杉達 (2012)：新生児における栄養管理 , 静脈経腸栄養 , 27(5), 1195-1201
南里清一郎 , 當仲香 (2021)：新生児期・乳児期の発育・発達と食生活 , 水野清子 , 南里清一郎, 長谷川智子ほか編著 , 子どもの食と栄養：健康なからだとこころを育む小児栄養学 (改訂第 3 版), 96, 診断と治療社 , 東京
三浦健一郎 (2022)：水電解質代謝異常 , 原寿郎監修 , 高橋孝雄 , 細井創 , 齋藤昭彦編著 , 標準小児科学 (第 9 版), 医学書院 , 東京
水野克己 (2018a)：母乳哺育 , 周産期医学 , 48(8), 1010-1014
水野克己 (2018b)：母乳分泌の生理 , 小児内科 , 50(1), 36-40
水野克己 (2022)：母乳分泌のメカニズム , 周産期医学 , 52(13), 585-588
森口紀子 , 俵屋章則 , 富山千惠 (2021)：味覚のケア (哺乳の支援), with NEO, 34(5), 125-131
向井美惠 (2004)：子どもの発達と哺乳 (咀嚼・嚥下), チャイルドヘルス , 7(6), 440-444
向井美惠 (2007a)：食べる機能の発達とその獲得：手づかみ食べの重要性を含めて , 臨床栄養 , 111(1), 33-36
向井美惠 (2007b)：吸啜・嚥下の発達とその評価 , 周産期医学 , 37(11), 1395-1399
向井美惠 (2008a)：食べ方の発達 , 外来小児科 , 11(2), 156-162
向井美惠 (2008b)：食と関連する生理機能・生活環境 口腔機能の発達と食の確立 , 小児科臨床 , 61(7), 1305-1308
向井美惠 (2012)：摂食・嚥下機能の発達と衰退 , 藤島一郎編著 , よくわかる嚥下障害 (改訂第 3 版), 40-58, 永井書店 , 大阪
向井美惠（2022)：ママ＆パパの疑問にこたえる乳幼児の摂食支援 , 向井美惠 , 井上美津子編著 , 134, 医歯薬出版 , 東京
向井美惠 , 千良木あき子 , 田村文誉（2023)：赤ちゃんが自分で食べていくためのサポートガイド , 摂食機能発達のための口・手・こころの育て方 , 医歯薬出版 , 東京
村本和世 (2016)：小児の摂食・嚥下とその発達・病態 , 小児保健研究 , 75(6), 701-705
日本母乳哺育学会 (2019)：母乳育児専用の発育曲線 (2019 年 9 月 13 日改訂版), Retrieved from: https://jsbr1986.org/wp-content/uploads/2020/06/hatuikukyokusenkaitei2019_20191105.pdf (検索日：2023 年 9 月 6 日)
日本小児救急医学会診療ガイドライン作成委員会編（2017)：小児急性胃腸炎診療ガイドライン．エビデンスに基づいた子どもの腹部救急診療ガイドライン 2017, 日本小児救急医学会 , 東京
日本小児内分泌学会：子どもの肥満, Retrieved from: http://jspe.umin.jp/public/himan.html (検索日：2023 年 9 月 6 日)
日本小児歯科学会 (2019)：日本人小児における乳歯・永久歯の萌出時期に関する調査 I- その 1. 乳歯について , 小児歯科学雑誌 , 57(1), 45-53
野本たかと (2019)：口腔機能の発達と摂食に関する問題点 , チャイルドヘルス , 22(11), 798-801
野中和明ほか (2023)：歯の萌出 , 大嶋隆 , 森崎市治郎 , 白鳥たかみほか編 , 小児歯科学 , 39, 医歯薬出版 , 東京
小野芳明 (2015)：口腔機能の発達と異常 , 小児保健研究 , 74(1), 101-103
大岡貴史 , 内海明美 , 向井美惠 (2013)：乳幼児の保護者が感じる食行動の問題点と食事の楽しさとの関連 , 小児保健研究 , 72(4), 485-492
大岡貴史 (2021)：低出生体重児における摂食機能発達の問題とその要因 , 小児歯科学雑誌， 59(suppl2), 77

大岡貴史 (2022)：出生体重による摂食機能獲得時期の違い , 小児歯科学雑誌， 60(suppl2), 138
大岡貴史 (2023)：出生状況と摂食機能獲得との関連の後方視的検討 , 小児歯科学雑誌， 61(suppl2), 147
太田百合子 (2022)：幼児期栄養，児玉浩子編，子どもの食と栄養 (改訂第 3 版)，77，中山書店，東京
佐藤紀子 (2022)：1 か月健診までの間 , 母乳が足りているかはどのように判断すればよいですか？, 周産期医学 , 52(13), 376-377
志賀由美 (2001)：腹部のアセスメント , 小野田千枝子監修 , こどものフィジカルアセスメント , 105, 金原出版 , 東京
東海林宏道，清水俊明 (2010)：消化機能の発達と哺乳 , 小児内科 , 42(10), 1597-1602
東海林宏道 (2015)：早産児の栄養・代謝機能の観察ポイント (消化機能も含む), Neonatal Care, 28(11), 1070-1076
小児科と小児歯科の保健検討委員会 (2012)：「子どもの間食」に関する考え方 , 小児保健研究 , 71(3), 455-460
鈴木英明 (2021)：嚥下の発達と誤嚥・窒息 , 小児保健研究 , 80(3), 344-347
高増哲也 (2016)：栄養，神奈川県立こども医療センター小児内科・小児外科編 , 小児科当直医マニュアル (改訂第 14 版), 69-80, 診断と治療社 , 東京
高増哲也 (2019)：小児内科領域の栄養管理 , 日本静脈経腸栄養学会雑誌 , 34(1), 25-30
竹内恵子 (2013)：幼児期のおける気になる行動：健康と食べることの基本 , 高野陽 , 高橋種昭 , 大江秀夫ほか著，子どもの食と栄養 (第 5 版), 121-127, 医歯薬出版 , 東京
滝元宏 (2022)：母乳分泌の仕組み , 栄養組成 , 泌乳期による違いについて教えてください。母乳の成分は授乳期間を通じて一定ですか？, 周産期医学 , 52(13), 341-343
田村文誉 (2018)：咀嚼・嚥下機能や味覚の発達，小児内科，50(1)，45-50
田村文誉 (2019)：食べる機能の獲得と離乳の進め方 , 日本臨床栄養学会雑誌 , 135(3), 308-313
田角勝 (2019)：トータルケアで進める子どもの摂食嚥下サポートガイド：「食べる」を育む 40 のポイント , 診断と治療社 , 東京
照井菜央子，平元泉，新井浩和 (2017)：低出生体重児の摂食における問題と支援に関する検討 (その 2)：NICU を退院した低出生体重児の実態 , 秋田大学大学院医学系研究科保健学専攻紀要 , 25(2), 11-22
堤ちはる (2009)：乳幼児栄養の基本と栄養指導 , 小児科臨床 , 62(12), 2571-2583
堤ちはる (2010)：子どもの食 , 幼児期の問題 , 保育と保健 , 16(1), 17-20
堤ちはる (2018)：発育段階別・年齢別・階層別の栄養の基礎知識 , 小児栄養消化器肝臓学会編 , 小児臨床栄養学 (改訂第 2 版), 73-87, 診断と治療社 , 東京
堤ちはる (2023)：最新の知見に基づく離乳の進め方：保護者支援も含めて , 小児保健研究 , 82(2), 88-93
上田玲子 (2006)：子どもの食生活：保育と小児栄養，ななみ書房 , 神奈川
上田玲子 (2008)：〈食育の実際〉おやつの意義とよいおやつの食べ方 , 小児内科 , 40(9), 1459-1464
上田玲子 (2019)：幼児期の栄養，小児科臨床 , 72(4), 381-384
上田玲子 (2022)：離乳食の開始法 , 周産期医学 , 52(13), 610-614
UNICEF (2013)：The first 1000days of life: The brain's window of opportunity，Retrieved from: https://www.unicef-irc.org/article/958-the-first-1000-days-of-life-the-brains-window-of-opportunity.html（検索日：2023 年 9 月 7 日）
WHO (1981) / 母乳育児支援ネットワーク仮訳 (2021)：母乳代用品のマーケティングに関する国際規準 (WHO：1981) の要旨 , 日本ラクテーション・コンサルタント協会
WHO (2000) / 戸谷誠之翻訳監修 (2006)：Complementary Feedings, 日本ラクテーション・コンサルタント協会 , Retrieved from: https://apps.who.int/iris/bitstream/handle/10665/66389/WHO_NHD_00.1_jpn.pdf（検索日：2023 年 9 月 7 日）
World Health Organization：Joint statement by UNICEF Executive Director Henrietta Fore and WHO Director-General Dr. Tedros Adhanom Ghebreyesus on the occasion of World Breastfeeding Week，Retrieved from: https://www.who.int/news/item/01-08-2021-joint-statement-by-unicef-executive-director-henrietta-fore-and-who-director-general-dr.-tedros-adhanom-ghebreyesus-on-the-occasion-of-world-breastfeeding-week（検索日：2023 年 9 月 7 日）
山本隆 (2008)：味覚の発達と食行動 , 外来小児科 , 11(2), 163-171
山崎祥子 (2015)：そしゃくと嚥下の発達がわかる本 , 芽ばえ社 , 東京
安田直史 (2019)：子どもの栄養：人生最初の 1000 日の意味 , 目で見る WHO, 69, 2-5
吉田正司，南部隆亮 (2023)：小児科外来での下痢への対応：食事療法を含めて , 小児内科 , 55(3), 359-363
四元みか (2022)：矯正歯科医から見た子どもの口腔機能発達：エビデンスに基づいた離乳期の摂食機能獲得についての考察 , 中・四国矯正歯科学会雑誌 , 34(1), 13-24

chapter 3

息をする

本田真也

はじめに

からだにとって息をすることは、酸素をからだの細胞に取り入れて、細胞内で酸化（燃焼）してエネルギーをつくり出し、その結果、できた二酸化炭素を体外に捨てることです（菱沼, 2017）。

胎児は自分自身ではガス交換を行っておらず、胎盤において母親の血液と胎児の血液の間で、酸素と二酸化炭素のやり取りをしています（菱沼, 2017）。出生後の第１呼吸によって、肺呼吸が確立し、循環動態も大きく変化することで、子どもは自分でからだの酸素化を保ち、生命活動を維持するようになる、すなわち「息をする」ことができるようになります。子どもの「息をする」機能は未熟なまま産まれ、その後も成長発達を続けます。ここでは、大人とは異なる子どもの「息をする」特徴とその成長発達について説明します。

①息を吸う・吐く

ⅰ）成長で呼吸運動の方法が変化する（図3－1）

「息をする」ためには、胸郭を広げて息を吸うことで肺の中に空気が入り、胸郭を狭めて息を吐くことで肺に入った空気を出すという呼吸運動が必要です。表3－1のように、肺や気道は在胎 3～4 週頃から気管支の分岐、そして肺胞の分化に向かって形成され、在胎 10 週頃には胎児呼吸様運動が出現します（網塚, 2012、中村, 2016）。この運動による機械的刺激によって、肺胞上皮細胞の分化など肺の発育が促進されます（山田ら, 2022）。

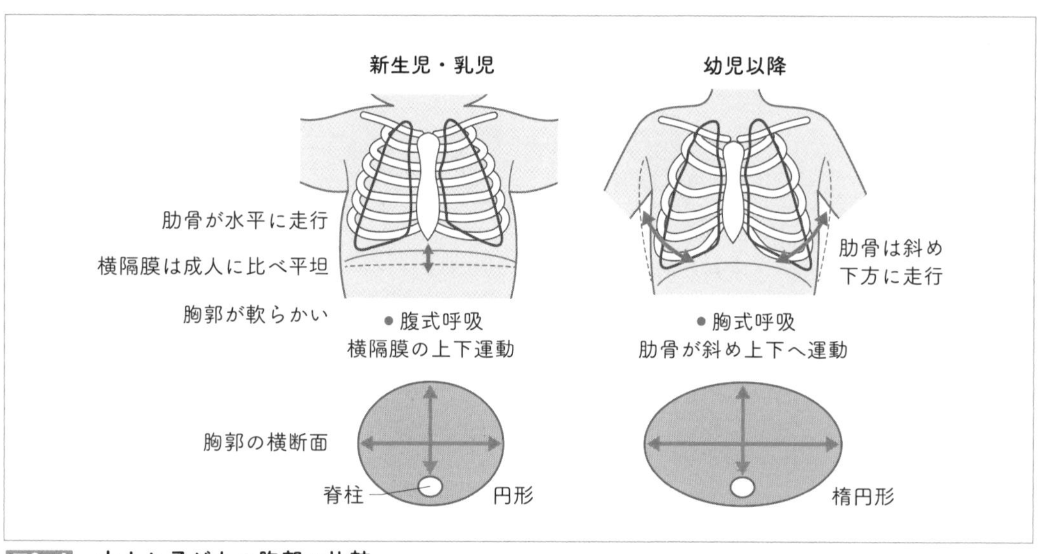

図3−1　大人と子どもの胸郭の比較

Aehlert（2007/2008), American Heart Association（2005/2008), 埴田（2021), 市丸（2014), 北村（2019), 緒方（2016), 尾内（2020), 大谷（2011), 佐藤 (2023), 辻尾（2018), 長（2022)を参考に作成

表3−1　胎児の息をする機能の発育

時期	在胎週数	呼吸器・呼吸機能の発育
胚子期	3～4週頃	消化管と同じ内胚葉から分離し、呼吸器憩室ができる 左右1本ずつの1次気管支芽ができる（主気管支に相当）
偽腺様期	5週頃～	気管支の分岐を繰り返す（2次気管支芽・3次気管支芽）
	10週頃	胎児呼吸様運動がみられる
	～16週頃	終末細気管支・横隔膜ができる
管腔期	16週頃～	呼吸細気管支～肺胞道・肺胞嚢・肺胞ができる
	22～24週	肺胞上皮細胞がⅠ型・Ⅱ型の2つに分化し始める 肺胞上皮細胞周囲に毛細血管が出現する
終末嚢期	24週頃	肺サーファクタントが分泌される
	28週頃～	肺サーファクタントが活性化する 肺胞の形が整う（換気スペースが増大する）
肺胞期	36週頃 （出生）～8歳	肺胞数が増加し、肺胞壁がより薄くなり、成熟する

阿部ら (2009), 網塚（2012), Haddadら (2003/2005), 埴田(2021), 溝上 (2023), 中村 (2016), 長 (2022), 山田ら (2022) を参考に作成

乳幼児では、図3-1のように
① 肋骨が弱く、胸郭が軟らかい。
② 肋間筋や呼吸補助筋が未熟である。
③ 胸郭の断面が円形で左右径が小さい。
④ 肋骨がほぼ水平に並んでいる。
といった成人と異なる胸郭の形態により胸郭を十分に広げることが難しく、横隔膜を上下させる腹式呼吸によって胸郭の容積を変化させ、息をしています。

子どもの成長に伴い肋骨が斜め下方向に傾斜し、胸郭の左右径が前後径よりも大きくなり、さらに肋間筋も発達すると、次第に胸式呼吸ができるようになります（表3-2）。

満2歳頃から少しずつ胸式呼吸も加わるようになり、3〜7歳では胸腹式呼吸、それ以降、肋骨の骨化（石灰化）が進むことによる胸郭の発達に伴い、学童期頃に胸式呼吸に移行します（阿部ら, 2009）。

従って、腹式呼吸を行っている乳幼児期には、横隔膜が上に押し上げられることで呼吸運動に支障をきたします。そのため、オムツ着用時は腹部の動きを妨げないよう、お腹周りに指1本くらいの余裕を持たせてオムツのテープを留める、便秘を予防するなどの配慮が必要となります。

ii）鼻呼吸をする（表3-2）

乳児までの舌は口腔に占める相対的な容積が大きく、かつ上方（口蓋寄り）に位置するため、口腔内の口蓋との間の隙間が狭くなっています（松裏, 2013）。口腔内は舌と硬口蓋との距離が短いため、舌による気道閉塞を起こしやすく、2歳になるまでは、仰臥位を取ると吸気時に舌が完全に軟口蓋に押し当てられることもあります（Aehlert, 2007/2008）。このような口腔内の隙間が狭いという解剖学的な特徴から、生後3〜5ヵ月までは鼻呼吸をしています。

この鼻呼吸が中心の時期であっても、まだ鼻腔は広いとは言えず（松裏, 2013）、閉塞しやすくなっています。従って、鼻汁等で鼻閉が生じることで、呼吸にも影響が及ぶため、鼻腔の清潔を保つことが必要です。

成長発達に伴って口腔そのものの容積が大きくなるにつれて、生後5〜6ヵ月以降には口呼吸が始まります（Aehlert, 2007/2008）。1歳以上で口呼吸が可能となりますが、成人のように口呼吸で十分に補うことは難しい状態にあります（増田, 2019）。

表3－2　息を吸う・吐く機能の成長・発達

<table>
<tr><th></th><th>肺胞数</th><th>気道内径</th><th>喉頭高さ</th><th>胸郭</th><th>1回
換気量</th><th>呼吸数</th><th>機能の
特徴</th></tr>
<tr><td>新生児</td><td>（出生時）
2,400万個</td><td>声門下腔
4mm前後
気管
5mm前後
気管支
4mm前後
終末細気管支
0.1mm前後</td><td>第4頸椎</td><td rowspan="2">肋骨水平位
断面：円形
（樽状）</td><td>20mL</td><td>40～50
回／分</td><td rowspan="2">腹式呼吸
鼻呼吸
（5～6ヵ月）
口呼吸</td></tr>
<tr><td>乳児</td><td>－</td><td rowspan="2">気管
8mm前後
気管支
6mm前後
終末細気管支
0.13mm前後</td><td>－</td><td>－</td><td>30～40
回／分</td></tr>
<tr><td>幼児</td><td>（4歳）
2億5,000万個</td><td>（6歳）
第5頸椎</td><td></td><td>（5歳）
100mL</td><td>20～35
回／分</td><td>（3～7歳）
胸腹式呼吸</td></tr>
<tr><td>学童</td><td>（8歳）
3億個</td><td>気管
10mm前後
気管支
8mm前後
終末細気管支
0.15mm前後</td><td>－</td><td>－</td><td>（10歳）
225mL</td><td>18～30
回／分</td><td>（8歳～）
胸式呼吸</td></tr>
<tr><td>成人</td><td>－</td><td>気管
18mm前後
気管支
13mm前後
終末細気管支
0.5mm前後</td><td>第5～6頸椎</td><td>肋骨斜め
断面：楕円形
（20歳）
肋骨骨化</td><td>450mL</td><td>16～20
回／分</td><td>－</td></tr>
</table>

阿部ら (2009), Aehlert (2007/2008), American Heart Association (2005/2008), 岩城 (2018), 岩田 (2002a), 菊池ら (2007), 北村 (2019), 松裏 (2013), 三浦 (2014), 辻尾 (2018) を参考に作成

iii）気道が細い

鼻や口、咽頭、喉頭、気管、気管支といった肺胞までの空気の通り道を気道と言います。そして、喉頭までを上気道、気管から先を下気道と言います（斉藤, 2002b）。子どもは成人に比べ、体格が小さいため、相対的に空気の通り道である気管や気管支が細くなっています。

下気道は、在胎3～4週頃に消化管と同じ内胚葉前腸から形成が始まります。その後、分岐を繰り返し、16週頃までに終末細気管支が、最終的に28週頃までに終末嚢（原始肺胞）が形成されます（表3－1）。

鼻腔と口腔の奥、咽頭の入り口付近には、輪状に配列された咽頭扁桃・耳管扁桃・口蓋扁桃・舌扁桃からなるワルダイエル咽頭輪（扁桃輪）があります（堺, 2000, 2016）。子どもは咽頭扁桃（アデノイド）や口蓋扁桃が比較的大きく（Aehlert, 2007/2008）、咽頭扁桃は3～4歳頃、口蓋扁桃は6～7歳頃に肥大のピークを迎えます（松裏, 2013）。そのため、咽頭扁桃（アデノイド）肥大によって鼻腔後部が塞がれてしまうと、鼻呼吸が妨げられます（斉藤, 2002a）。さらに後頭部が大きいことで、仰臥位を取った際に頸部が前屈し、気道が屈曲することによっても上気道の閉塞をきたしやすくなっています（Aehlert, 2007/2008、辻尾, 2018）。また、喉頭も喉頭蓋が声門に近くて軟らかく、成人に比べて内腔が狭くなっています（斉藤, 2002b）。なお、乳児から6歳頃までの子どもの上気道の最狭窄部は声門下部の輪状軟骨部で、その円周は軟骨で囲まれています（Aehlert, 2007/2008）。その先の下気道においても、成人に比べてその内径は狭く（表3－2）、気管支平滑筋の発達が未熟であることから、気道がつぶれやすくなっています。

このように、年齢が小さいほど気道は細く、閉塞しやすいという特徴があります。そのため、誤嚥してしまうことで容易に気道が塞がれ、窒息につながってしまいます。

②気道浄化機能（図3－2）

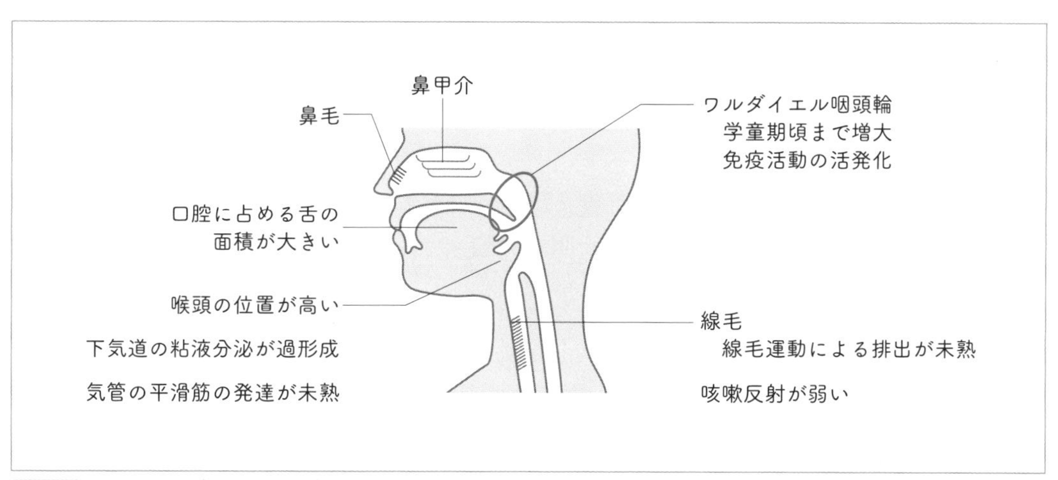

図3－2　子どもの気道浄化の特徴
市丸 (2014), 伊藤ら (2012), 菊池ら (2007), 松裏 (2013), 緒方 (2016), 尾内 (2020), 斉藤 (2002a), 堺(2000, 2016), 佐藤 (2023) を参考に作成

気道浄化には、

① 体外からの細菌やウイルスといった異物の侵入を防ぐ機能

② 入ってしまった異物を排出する機能

の２つがあります。

①の体外からの異物の侵入を防ぐ機能として、鼻毛、ワルダイエル咽頭輪（扁桃輪）があります。

まず、鼻腔の入り口にある鼻毛はフィルターの役割を果たし、その奥にある三段の鼻甲介によって、空気の温度と湿度が調整され、異物が取り除かれます（堺, 2000, 2016）。鼻毛の発達にはその環境など個人差がありますが、幼少であるほど鼻毛が少なく、その機能が未熟であると言えます。次に、その先のリンパ組織であるワルダイエル咽頭輪（扁桃輪）では免疫活動によって、侵入してきた細菌やウイルスへの防御が行われ、気道ではその粘膜を覆う線毛を持った細胞の表面にある気道粘液によって、異物がからめ取られます（堺, 2000, 2016）。

一方、②の異物を排出する機能には、線毛運動と咳嗽があります。

まず、気道粘液によってからめ取られた異物は、気道にある線毛運動によって分泌物として体外へ排出されたり、食道から胃へ送られたりします。しかし、乳幼児では粘液線毛輸送系が未発達で、線毛運動による排出が未熟です（伊藤ら, 2012）。

次に、咳嗽は気道内に貯留した分泌物や吸い込まれた異物を気道外に排除するための生体防御反応です（吉原, 2019）。咳嗽は深い吸気に続いて声門が閉鎖、同時に呼吸筋の収縮によって胸腔内圧が上昇し、その後、声門が一気に開放されることで起こり、非常に速い呼気流が生じることによって、気道内の分泌物や異物が排出されます（菊池ら, 2007、日本小児呼吸器学会, 2020）。そのため、強い咳嗽には大きな吸気と強い呼吸筋の収縮が必要ですが、子どもは１回換気量（１回の呼吸で出入りするガスの量）が少なく、さらに呼吸筋も発達途上にあるため、呼吸筋が収縮することでの胸腔内圧の上昇が不十分となりやすく、分泌物や異物を排出する力が弱いと言えます。

このような特徴から、子どもは気道浄化機能が不十分であるため、細菌等が侵入しやすい状態です。もともと乳幼児期には免疫機能の未熟性（「7. お風呂に入る」参照／→p.90）により様々な病原体に感染しやすく、上気道炎や肺炎にかかりやすいと言われています（網塚, 2012、尾内, 2020）。

さらに子どもの気道は、粘液分泌腺が過形成で分泌物が多いという特徴があります（伊藤ら, 2012、松裏, 2013）。そのため、気道感染症にかかると、もともとの内腔の狭い気道が炎症による浮腫で狭くなり、そこにさらに多量の分泌物が加わることで、容易に気道の狭窄や閉塞をきたしてしまいます（図3－3）。気道の抵抗は安静時であっても気道半径の4乗（啼泣時等では5乗）に反比例し（American Heart Association, 2005/2008、辻尾, 2018）、少しの炎症による浮腫や分泌物の貯留が呼吸抵抗の増加につながります。

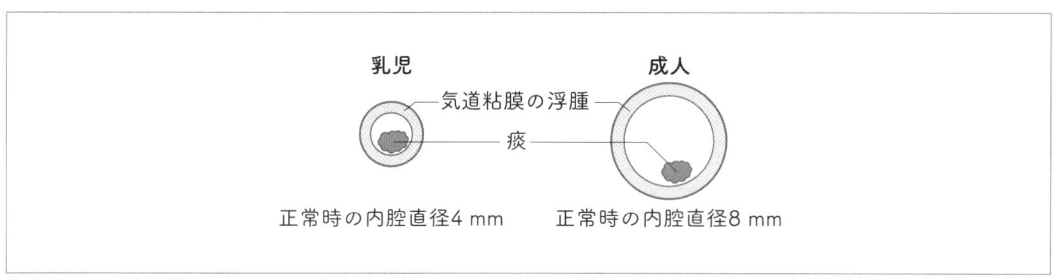

図3－3 **気道感染症による内腔の変化**
American Heart Association(2005/2008), 辻尾(2018)を参考に作成

このような子どもの気道浄化機能の未熟性による感染とそれによる窒息を防止するために、分泌物を体外に排出する手段として吸引があります。しかし、吸引は分泌物だけではなく酸素も一緒に吸引するため、子どもに与えるストレスが大きい方法です。窒息防止のためには急いで吸引する必要がありますが、もし、子どもが自力で分泌物の喀出ができるのであれば、子どもは吸引による苦痛を免れます。最初から鼻がかめるわけではありませんので（「7. お風呂に入る」参照／→p.85）、日頃から子どもに鼻のかみ方を教えておくことも重要です。自力での鼻かみが難しい年齢では、吸引が必要となる場合もありますが、事前に分泌物を軟らかくすること、咽頭まで分泌物を上げてきておくことで、吸引時間が短くなり、子どもにとっての負担を軽くすることができます。分泌物を軟らかくする方法としては、加湿器による部屋の加湿や入浴、蒸しタオルを鼻周囲にあてる、水分摂取、その他に吸入ができる環境であれば吸入があります。これらの対応をした上で、こより等を使って鼻腔を刺激し、くしゃみを誘発させることで、分泌物を咽頭まで上げてくるようにします。

③ガス交換

ⅰ）呼吸数が多い

肺胞は出生時には約2,400万個しかなく、大きさも大人に比べ小さくなっています。

新生児において代謝に関与する因子である体表面積は成人の1/9にもかかわらず、肺胞の総数は成人の約1/12（岩田, 2002b）で、肺胞のガス交換面積は1/20しかありません。

つまり、子どもは肺胞の数が少ないため、1回換気量も少なく、全身に必要な酸素を供給するために換気するための回数、すなわち呼吸数が大人より多くなります（表3－2）。

肺胞は出生後もその形成と構造的な変化は続き、4歳で2億5,000万個（阿部ら, 2009）、8歳頃に成人並みの3億個に近づき（中村, 2016）、それ以降は主に大きさが変化することで1回換気量が増大し、呼吸数は減少します（表3－2）。

ii）早産児の肺胞は虚脱しやすい

肺サーファクタントは在胎24週頃から肺胞内に分泌され、肺が縮小する時に弱い表面張力で肺胞の虚脱（萎んでしまうこと）を防ぎ、拡張期には大きな表面張力で肺の過膨張を防ぐ役割があります（阿部ら, 2009）。表3－1のように、肺胞の内腔を覆う肺胞上皮細胞は在胎22週頃からガス交換に関与するI型細胞と肺サーファクタントを分泌するII型細胞の2つの型に分化し（網塚, 2012、中村, 2016）、同時に肺胞の周囲に毛細血管が発達することで（溝上, 2023）、在胎22週頃から限定されたガス交換が可能になります（Haddad ら, 2003/2005）。そのため、早産児では肺サーファクタントの分泌が不十分で肺胞が虚脱しやすくなっています。

④息をする機能のコントロール

i）呼吸運動の調節（図3－4）

息を吸い込むのは、血液の酸素濃度が低い、二酸化炭素濃度が高いといった知らせが呼吸中枢に届くことによって起こります（菱沼, 2017）。新生児の第1呼吸は、母体内で臍帯を通じてもらっていた酸素濃度の高い血液がなくなることで血液中の酸素濃度が低下し、二酸化炭素濃度が高まることに加え、急激な温度変化が皮膚に伝わることなどにより、大きく息を吸い込むことで始まります（堺, 2000, 2016、中村, 2016）。そして、その後も無意識に途絶えることなく息を吸う・吐くことが繰り返されます。

息をする機能のコントロールには呼吸中枢が関わっており、末梢性化学受容体と中枢性化学受容体、伸展受容体の3つからの情報が呼吸中枢に伝わることで呼吸運動が調節されます（図3－4）。

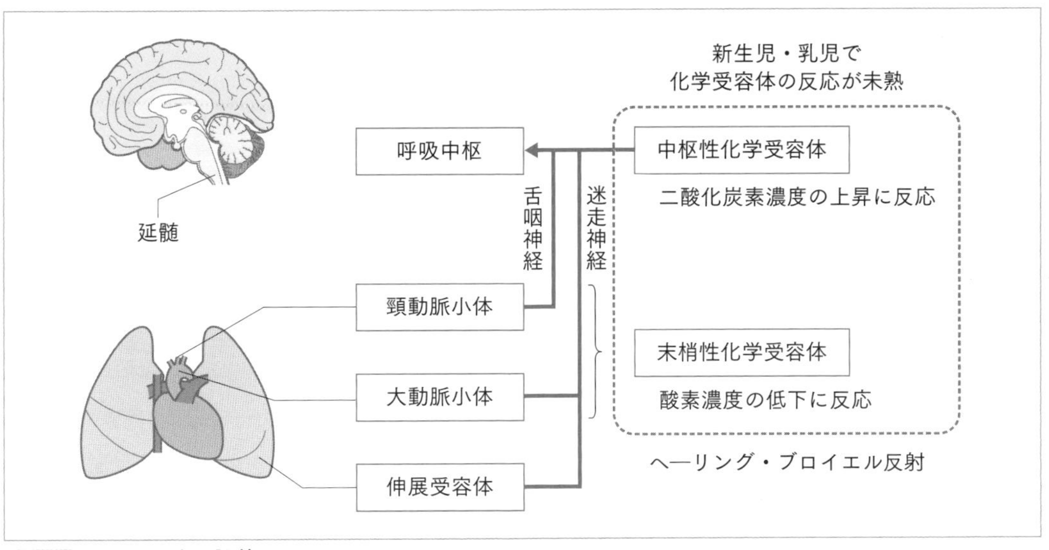

図3－4　呼吸運動の調節
網塚 (2012), 埴田 (2021) , 伊藤ら (2015), 宮原 (2020), 堺 (2000, 2016) を参考に作成

まず、2つの化学受容体を介する呼吸運動の調節について説明します。末梢性化学受容体は、頸動脈小体や大動脈小体にあり、動脈血の酸素濃度や二酸化炭素濃度、pHの変化を感知し、呼吸中枢に伝達されることで呼吸運動が調節されます。末梢性化学受容体では、主に酸素濃度の低下を感知することで呼吸が刺激されます（宮原, 2020）。一方、呼吸中枢自体にも中枢性化学受容体があり、こちらは血中の二酸化炭素濃度が高まると呼吸が刺激されます（堺, 2000, 2016）。

特に早産児や新生児では、末梢性化学受容体での酸素濃度の低下への反応、中枢性化学受容体での二酸化炭素濃度の上昇への反応が未熟で（網塚, 2012）、換気量を増加させるという反応が乏しい一方で、低酸素が呼吸中枢を抑制する低酸素性呼吸中枢抑制が優位となります。このような機序で無呼吸が起こることを「中枢性無呼吸」と言います。

次に、伸展受容体を介する呼吸運動の調節について説明します。吸気によって肺胞が膨らむと肺胞にある伸展受容体が刺激され、迷走神経を介して呼吸中枢の吸息ニューロンを抑制し、呼息に切り替えます（堺, 2000, 2016、菱沼, 2017）。これを「ヘーリング・ブロイエル（Hering-Breuer）反射」と言い、無意識であっても呼吸が繰り返されるのはこのためです。特に新生児では、この反射が亢進していることから、吸気時間が短くなるため、一般的に多呼吸となっています（長谷川, 2018）。また、新生児の呼吸運動の維持はヘーリング・ブロイエル反射に依存しているため、気道の閉塞によって肺胞の広がりが不十分となることで、この反射が起こりにくくなります。このような機序で無呼吸が起こることを「閉塞性無呼吸」と言います。

ⅱ）乳幼児突然死症候群（以下、SIDS）

SIDSとは、「それまでの健康状態および既往歴からその死亡が予測できず、しかも死亡状況調査および解剖検査によってもその原因が同定されない、原則として1歳未満の児に突然の死をもたらした症候群」（厚生労働省SIDS研究班, 2012）と定義されています。SIDSの発症は、生後2～6ヵ月、睡眠中に多く発症します（厚生労働省SIDS研究班, 2012）。近年、SIDSは睡眠中に起こる無呼吸に引き続く疾患であり（仁志田, 2021）、睡眠による呼吸中枢への影響によって引き起こされた無呼吸に対する覚醒反応が、適正に作動しなかったことで発症すると言われています（小保内, 2020）。すなわち、成人では無呼吸によって起こる低酸素症や高二酸化炭素血症が呼吸中枢を刺激し、覚醒反応によって容易に呼吸が回復しますが、新生児や乳児では低酸素による呼吸中枢の抑制が強く働くことで覚醒反応が遅れ、逆に無呼吸が増加します（仁志田, 2021）。そのため、生理的範囲の睡眠時無呼吸がより長い時間の無呼吸となり、SIDSの発症につながると言えます。その理由ははっきりしていませんが、うつぶせ寝によって覚醒反応が遅延することが示されており（仁志田, 2021）、SIDSの予防方法の一つとして、仰向けに寝かせることが推奨されています。

おわりに

子どもは成人に比べ、体表面積あたりの基礎代謝が大きく、たくさんの酸素が必要です。また、肺胞におけるガス交換の面積が少なく、組織の酸素化を維持するためには、呼吸回数を多くする必要があります。しかし、子どもの呼吸に関する解剖・生理の特性から、予備力が乏しく、気道も閉塞しやすくなっています。このため、子どもは年齢が小さいほど急速に呼吸状態が悪化しやすく、容易に生命の危機につながってしまいます。

呼吸状態の悪化を未然に防ぐためには、子どもの年齢ごとの危険性を予測し、年齢に応じた予防的な対応が重要です。

同時に、呼吸困難の経験は子どもに恐怖として記憶されます。そのため、子どもが自分でも呼吸をコントロールできるよう、子どものセルフケアとして日頃から鼻かみ、分泌物の喀出方法などを育む援助も必要であり、援助する側の一方的な援助にならない工夫も必要です。

文献

阿部忠良, 秦通嘉 (2009)：呼吸, 馬場一雄監修, 原田研介編, 新版 小児生理学, 69-82, へるす出版, 東京

Aehlert, B.(2007)/ 宮坂勝之訳, 編 (2008)：第 3 章 呼吸窮迫と呼吸不全, 日本版 PALS スタディガイド：小児二次救命処置の基礎と実践, 60-105, エルゼビア・ジャパン, 東京.

American Heart Association (2005)/ 宮坂勝之, 清水直樹訳, 監修 (2008)：日本語版 PALS プロバイダーマニュアル：AHA ガイドライン 2005 準拠, シナジー, 東京

網塚貴介 (2012)：呼吸器系の生理と代表的疾患, 堺武男編, イラストで学ぶ新生児の生理と代表的疾患 (改訂 2 版), 7-42, メディカ出版, 大阪

長和俊 (2022)：胎児肺の成長・発達と出生後の呼吸の適応生理, 内山温編, 新生児の生理・徴候と代表的疾患まるごとガイド, 10-15, メディカ出版, 大阪

Haddad, G.G., Fontan, J.J. (2003) / 荒川浩一, 森川昭廣訳 (2005)：355 章 呼吸器の発達, Behrman, R., Kliegman, R.M., Jenson, H.B. 原著編集, 衛藤義勝監修, ネルソン小児科学 (原著第 17 版), 1389-1391, エルゼビア・ジャパン, 東京

埴田卓志 (2021)：新生児の呼吸機能の発達と適応, 周産期医学, 51(増刊号), 520-522

長谷川久弥 (2018)：第 11 章 呼吸器系の基礎と臨床, 仁志田博司編, 新生児学入門 (第 5 版), 141-192, 医学書院, 東京

菱沼典子 (2017)：第 6 章 息をする, 看護形態機能学：生活行動からみるからだ (第 4 版), 127-137, 日本看護協会出版会, 東京

市丸智浩 (2014)：気管支炎, 細気管支炎, 小児内科, 46(増刊号), 69-74

伊藤誠人, 難波文彦 (2015)：努力呼吸, 大木茂編, 見る！聴く！触れる！異常のサインをキャッチ！新生児の症状別フィジカルアセスメント, 125-129, メディカ出版, 大阪

伊藤孝子, 望月博之 (2012)：急性気管支炎, 小児内科, 44(増刊号), 452-453

岩城淳子 (2018)：子どものからだの発達, 前橋明編, 乳幼児の健康 (第 3 版), 28-37, 大学教育出版, 岡山

岩田力 (2002a)：気管支炎, 細気管支炎, 鴨下重彦, 柳澤正義監修, こどもの病気の地図帳, 62-63, 講談社, 東京

岩田力 (2002b)：肺炎 - マイコプラズマ肺炎, 鴨下重彦, 柳澤正義監修, こどもの病気の地図帳, 64-65, 講談社, 東京

菊池信太郎, 川崎一輝 (2007)：喉頭の構造・発育・機能, 小児内科, 39(1), 87-91

北村祐司 (2019): 小児の呼吸の特徴に基づく麻酔管理, 小児外科, 51(2), 115-118.

厚生労働省 SIDS 研究班 (2012)：乳幼児突然死症候群 (SIDS) 診断ガイドライン (第 2 版), Retrieved from: https://www.cfa.go.jp/assets/contents/node/basic_page/field_ref_resources/20c213ff-143f-404e-a922-f8db45e701ee/60d70c89/20230401_policies_boshihoken_kenkou_sids_guideline_03.pdf（検索日：2024 年 1 月 19 日）

増田佐和子 (2019)：総論 小児の鼻閉, Journal of Otolaryngology, Head and Neck Surgery, 35(11), 1555-1558

松裏裕行 (2013)：救急で知っておくべき小児の解剖学的・生理学的特徴, Emergency Care, 26(1), 12-18

三浦規雅 (2014)：Part12 小児の人工呼吸管理, 道又元裕編, 新 人工呼吸ケアのすべてがわかる本, 318-367, 照林社, 東京

宮原直之 (2020)：無呼吸, 高橋大二郎編, きほんの新生児疾患 21：病態・ケアマップでわかる！, 34-40, メディカ出版, 大阪

溝上雅恵 (2023)：赤ちゃんの呼吸器の発達と特徴, with NEO, 36(1), 8-12

中村千鶴子 (2016)：胎児・新生児の呼吸の適応生理, Neonatal Care, 29(10), 902-911

日本小児呼吸器学会 (2020)：小児の咳嗽診療ガイドライン 2020, Retrieved from: https://minds.jcqhc.or.jp/common/wp-content/plugins/pdfjs-viewer-shortcode/pdfjs/web/viewer.php?file=https://minds.jcqhc.or.jp/common/summary/pdf/c00599.pdf&dButton=false&pButton=false&oButton=false&sButton=true#zoom=auto&pagemode=none&_wpnonce=3b871a512b（検索日：2024 年 1 月 19 日）

仁志田博司 (2021)：乳幼児突然死症候群 (SIDS) の病因・病態②, 周産期医学, 51(8), 1220-1223

小保内俊雅 (2020)：乳幼児突然死症候群と睡眠, 外来小児科, 23(2), 226-232

緒方健一 (2016)：呼吸管理, 小児科診療, 79 (2), 203-209

尾内一信 (2020)：気管支炎, 細気管支炎, 小児内科, 52(増刊号), 60-63

大谷尚也 (2011)：呼吸器系の症状アセスメントとケアの実際, 中田諭編, 小児クリティカルケア看護 基本と実践, 18-25, 南江堂, 東京

斉藤真木子 (2002a)：扁桃肥大, アデノイド, 鴨下重彦, 柳澤正義監修, こどもの病気の地図帳, 54-55, 講談社, 東京

斉藤真木子 (2002b)：上気道炎 - 咽頭炎, 喉頭炎, 鴨下重彦, 柳澤正義監修, こどもの病気の地図帳, 56-57, 講談社, 東京

堺章 (2000)：第 2 章 呼吸器, 新訂 目でみるからだのメカニズム, 21-37, 医学書院, 東京

堺章 (2016): 第 2 章 呼吸器, 目でみるからだのメカニズム (第 2 版), 21-38, 医学書院, 東京

佐藤雅彦 (2023)：呼吸, 杉浦弘, 齊藤貴子, 寺部宏美編, 新生児の生理ビジュアルノート, 10-17, メディカ出版, 大阪

辻尾有利子 (2018)：重症小児患者の呼吸評価とケア, 道又元裕監修, 三浦規雅編, 重症小児患者ケアガイドブック, 34-51, 総合医学社, 東京

山田重人, 山口豊 (2022)：第 5 章 呼吸器系の発生, ひと目でわかるビジュアル人体発生学, 74-81, 羊土社, 東京

吉原重美 (2019)：慢性咳嗽, 小児科臨床, 72(増刊号), 1184-1189

chapter 4

トイレに行く

平田美佳

はじめに

子どもの排せつの自立、すなわち、一人で歩いてトイレに行き、下着を下げ、うんち・おしっこをし、おしりを拭いて後始末をして手洗いをするという一連の行為ができるようになるには、ヒトの様々な機能の発達が必要です。また排せつは、身体的な機能のみならず、心理社会的な影響を強く受けるため、子どもの排せつには、養育者との関係性やコミュニケーション、そして社会的文化も関係してきます（Stadtler ら, 1999）。

ここでは、「トイレに行く」という一連のプロセスを、からだのメカニズム、排せつ機能の発達と排せつの自立、トイレトレーニングについて概説し、最後に排せつに関する健康問題や、小児医療の現場や家庭外で起こりやすい排せつに関する倫理的課題について触れ、子どもの排せつの支援について考えます。

①排せつのメカニズム

i）排便のメカニズム

口から食べた食物は主に小腸で消化吸収されますが、食物残渣の一部は結腸で腸内細菌により分解されます（「2. 食べる」参照／→p.20～24）。結腸（上行結腸・横行結腸・下行結腸・S状結腸）の主な機能の一つは、腸管の内容物からの水分の吸収です。図4－1に示したように、結腸に送り込まれた食物残渣は、液体→半流動状→粥状→半粥状→固形へと時間をかけて形状が変化し、ゆっくりと肛門側に送り出されます（菱沼, 2017）。

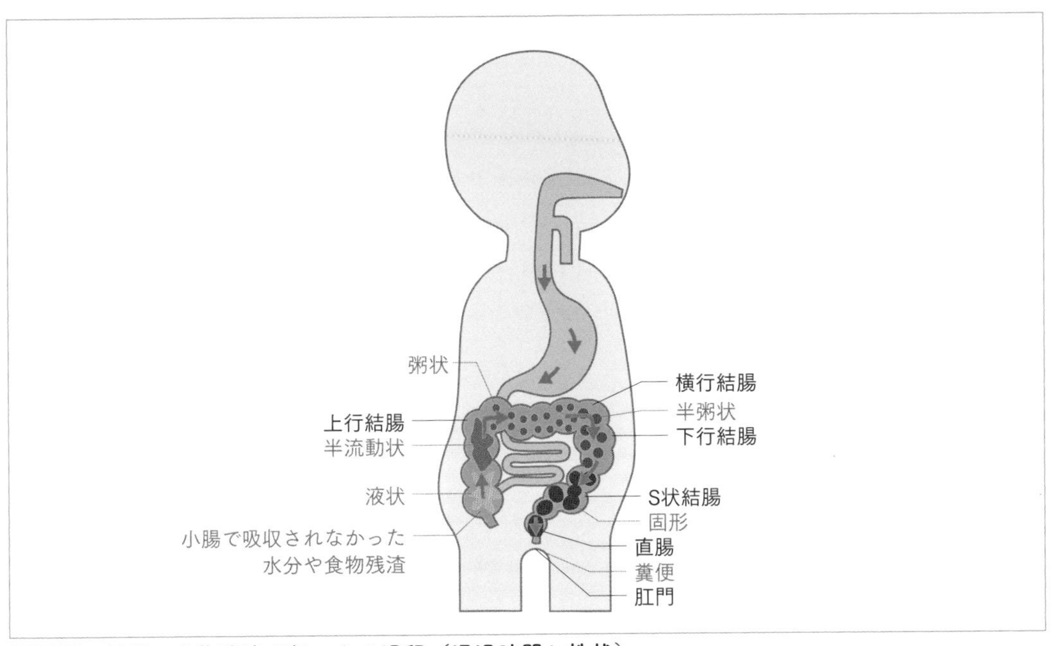

図4－1　結腸で食物残渣が便になる過程（通過時間と性状）
菱沼 (2017) をもとに作成

この過程を経てほとんどの水分は吸収され、食物残渣は形のある糞便となります。

通常便はＳ状結腸にたまっていますが、総蠕動によって直腸に移動すると、直腸内圧が上昇します。その情報が骨盤神経を介して仙髄（S_2～S_4）に伝わり、脊髄を上行して大脳皮質に伝わり「便意」を生じさせます。同時に脊髄反射（排便反射）によって、内肛門括約筋が弛緩し、直腸の運動が促進します。これに協調して「うんちを出そう」と“いきむ”ことで便を排せつします。“いきみ”とは、随意的に横隔膜と腹筋を収縮させ腹圧を高めると同時に、骨盤底筋群（外肛門括約筋・恥骨直腸筋・肛門挙筋）を弛緩させることです（日本小児栄養消化器肝臓学会ら, 2013）（図4－2）。こうやって、自分でトイレに行き、いきむことによって、便を排せつするという行為につながります。

ii）排尿のメカニズム（菱沼, 2017）

膀胱は畜尿機能（尿を貯める働き）と排尿機能（尿を出す働き）といった相反する働きをする袋の臓器です。尿をためている間は膀胱筋が弛緩し、尿を出す時は収縮して中身を押し出します。排尿のメカニズムですが、膀胱に尿がたまると膀胱内圧が急激に上昇し、その情報が骨盤神経を経て仙髄（S_2～S_4）から膀胱反射中枢に伝わり、膀胱壁（排尿筋）の収縮と内尿道口の弛緩を命じます。同時に、膀胱内圧上昇の情報は脊髄・橋を経て大脳に伝わり「尿意」を生じさせます。尿意を感じて、内尿道口の弛緩があっても、随意筋である尿道括約筋が収縮しているため、トイレに行くまで排尿を“がまん”することができます。トイレに入ると、大脳は尿道括約筋をはじめとする骨盤底筋群に陰部神経を経て弛緩を命じます。こうやって、自分でトイレに行き、「おしっこをしよう」と腹圧をかけると、尿を排せつするという行為につながります。

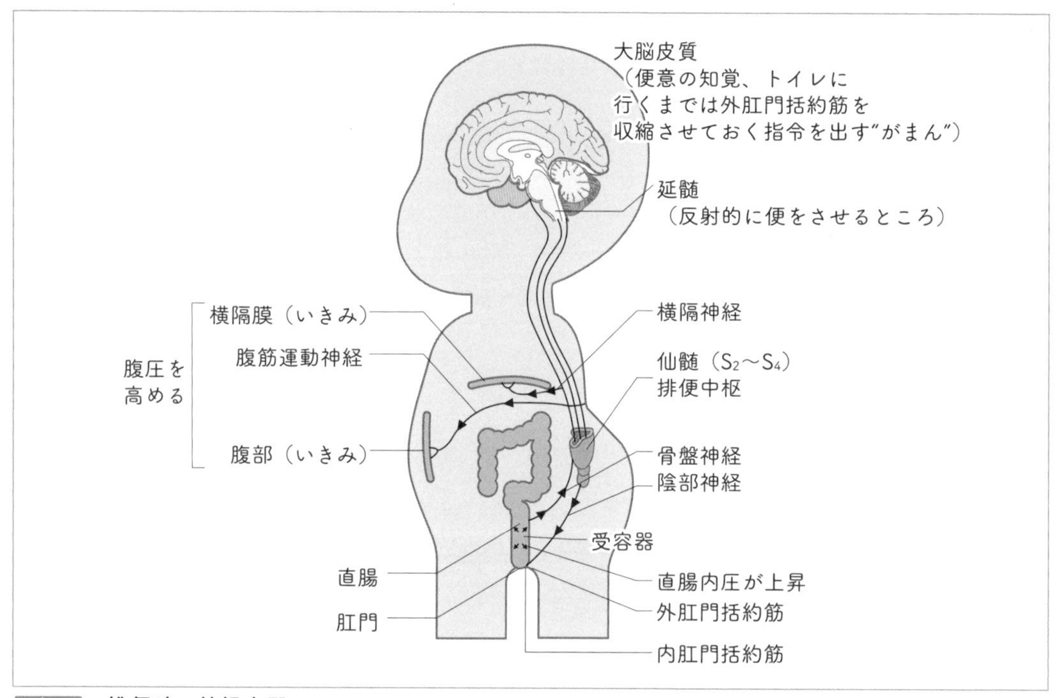

図4－2　排便時の神経支配
帆足（1995）を参照し作成

iii）腎臓の働き

排尿が起こるのは、膀胱に腎臓で生成された尿がたまるからです。ここでは、その腎臓の働きについて少し触れておきます。

▶ 尿の生成と老廃物の排せつ、体液バランス調整

腎臓の代表的な働きとして、尿の生成があります。腎臓にはネフロンという組織が100万個あり、その一つ一つで尿がつくられます。尿の生成は、胎児期の9～12週頃か

ら始まり、20 週頃にはネフロン数は成人の約 1/3 に達し、正期産児は出生時に成人と同数のネフロンを持つと言われています（森本, 2013）。ネフロンは、糸球体とボウマン嚢と尿細管からなり、糸球体でろ過された血液（原尿）は尿細管でからだに必要なもの（水分、ブドウ糖、アミノ酸、尿素、尿酸、電解質等）が選択的に毛細血管中に再吸収され、老廃物が余分な水分と共に尿として排せつされます。糸球体のろ過機能、すなわち糸球体ろ過率（GFR）は、正期産児の出生時は成人の約 20%、1〜2 歳で成人の値とほぼ同じになります（森本, 2013）。

尿細管でからだに必要なものを取り込み、老廃物を尿中に排せつすることによって、体内の水分や電解質、pH バランスを調整しています。

▶ 血圧の調整、赤血球の産生、ビタミン D の活性化

尿のもとになるのは血液です。腎動脈から腎臓に入ってくる血液量が少ないと腎臓がそれを感知し、腎臓からレニンという酵素が分泌されます。レニンは、肝臓で合成されるアンギオテンシノーゲンをアンギオテンシン I に変換させ、さらにアンギオテンシン変換酵素（ACE）の作用でアンギオテンシン II が生成されます。アンギオテンシン II は血管を収縮させて血圧を上昇させます。また、アンギオテンシン II は尿細管に直接作用して、ナトリウムの再吸収を促進します。いずれも、尿量を抑え、体内に水分をためるように働き、血液量を増やし血圧を維持します。

腎臓にはその他、腎臓の間質でつくられるエリスロポエチンの働きによって、赤血球の産生を亢進させます。また、ビタミン D を活性化して腸管からのカルシウムの吸収を促進することにより、骨を丈夫にする働きもあります。

②排せつ機能の発達と排せつの自立

子どもの排せつの自立過程を表4−1に示しました。排せつの自立過程には、脳神経系・筋の機能、運動機能、心理的側面、コミュニケーション能力、社会性の発達が密接に関連しています。子どもは乳児期から就学前までの間に養育者の力を借りながら、小学校に入学する頃には一人で自信を持って「トイレに行く」という行動を獲得します。ここでは、排せつの自立に向けた発達に着目します。

表4－1　子どもの排せつの自立過程

年齢	膀胱容量	子どものセルフケア	支援
～6ヵ月	5～80mL	●オムツが濡れると泣く	●子どもの反応をキャッチして、タイミングよくオムツ交換
6ヵ月～1歳3ヵ月	約180mL	●尿が出たら泣く、声を出し知らせる ●排尿時立ち止まる ●オムツに排便時、いきむ	●個々の子ども特有の排せつ時の反応を把握 ●子どもの反応をキャッチして、タイミングよくオムツ交換
1歳3ヵ月～2歳		●排尿感覚がわかり、しぐさや簡単な言葉（"ちっち"等）で知らせる ●排便時テーブルにつかまって、いきむ ●トイレやおまるに興味を持つ	●個々の子ども特有の排せつを知らせるサインを把握 ●子どものサインに合わせてトイレに誘導 ●排尿間隔を把握し、トイレに誘導 ●知らせたら褒める
2歳	80～200mL	●尿意・便意がわかる ●排せつを予告する ●トイレまでがまんができることが増える ●大人が付き添えば一人で排せつできる	●個々の子どもの生活の中での排せつのタイミングに合わせてトイレに誘導 ●知らせたら褒め、一緒にトイレに行く ●男性便器使用時は立ち位置や使い方を教える ●失敗しても安心する声かけをする
3歳	100～250mL	●尿意・便器を感じてトイレまでがまんができる ●自分でトイレに行って排せつできる ●恥ずかしい気持ちが芽生える ●失敗を嫌がる	●尿意・便意を訴えたらすぐにトイレに行く ●排せつ後のトイレットペーパーでの拭き方を教える ●自分で拭きやすいように、切って折ったトイレットペーパーを準備する ●排せつ後、水を流すことを教える ●手洗いを確認する
4歳		●ほぼ排せつが確立する ●遊びに夢中になるとおもらしをすることがある ●午睡時におねしょをすることがある	●活動の予定を知らせトイレに行く必要性を教える ●トイレのマナーを教える ●おもらしやおねしょをしても決して叱らない
5～6歳		●スケジュールを考えてトイレに行く ●遊びに夢中になってもおもらしをしなくなる	●見守る ●できたら褒める

西坂（2019）, 川原（2015）を参照し作成

i）脳神経系・筋の機能の発達

排せつのメカニズムに示した通り、排せつには脳神経系・筋の機能の働きが重要で

す。新生児～乳児期は、排便反射が時と場所を選ばずに起こり、自動的な排便となります。なぜなら大脳が未発達なため、便意を感じて意識的に排便の調整を行い、外肛門括約筋を締めたり緩めたりということはできないからです（西島, 2021）。排尿も同様で、脳による排尿抑制の仕組みが未発達で、尿道括約筋を意図的に収縮させておく、すなわち“おしっこをがまんする”ことができないため、ある程度尿がたまると反射的に排尿が起こります。ですから、新生児～乳幼児期においては排尿回数が多くなります（市野, 2021）。成長と共に大脳が発達し、尿意や便意を感じるようになり、脳神経系や筋肉の発達により排便も排尿もトイレに行くまで“がまんできる”ようになります。以下に述べるその他の機能の発達と協調して排せつの自立へと向かいます。

ⅱ）運動機能の発達

排せつは、トイレまで歩く、トイレのドアの開閉をする、便座で座位を保つ、トイレットペーパーを切って、汚れた陰部を拭く、下着・下衣の着脱をする、手洗いをするといった、粗大運動・微細運動の発達がなければ、自立しません（高橋ら, 2019）。これらの機能の発達の目安を表4－2に示します。永続的な運動機能障害がある子どもの場合は完全な自立を目指すのではなく、その子どもの残存機能でどこまでの自立を目指せるのかという、セルフケア能力の判断に基づいた目標設定が必要です。排せつのプロセスの一部でも自立できることは、子どもの心理社会的発達にも影響を与えます。

ⅲ）心理面の発達

発達心理学者のエリクソンは、排せつ行動の心理的意味の大きさを強調しています。幼児期の子どもが脳神経・筋の発達によって「保持すること」と「手放すこと」の相反するものをコントロールするという体験は、幼児前期の発達課題である自律性の獲得に大きく影響し、幼児後期の自主性にもつながっていきます（上田, 2012）（表4－3）。幼児は、養育者や集団生活での仲間との関わりの中で、排せつの失敗をして恥ずかしいと感じる経験もしながら、この段階を乗り越えられると自律性が自分への恥や疑惑の気持ちを上回り、心理社会的な発達課題を達成します。

表4－2　排せつの自立に関連する運動機能の発達の目安

必要な運動機能	自立の目安
トイレまで歩く	1歳半頃には安定して一人歩きができるようになる。一方、トイレが遠い、トイレという場所に対する恐怖心があるとトイレまで足が向かない
トイレのドアの開閉をする	1歳半～2歳くらいでドアノブを回すことができるようになる。押したり引いたりしながら、ドアの開閉に成功すると自分でできるようになる
便座で座位を保つ	9ヵ月頃には手をつかないで一人で床で座位が取れるようになる 便座での座位は、便座の大きさ（補助便座があるとよい）や高さ、足台の有無、トイレという場所への恐怖心によって左右される
トイレットペーパーを切る	適切な長さを知ったり、拭きやすいようにペーパーを折ったりできるようになるのは3～4歳。最初は、適切な長さのペーパーを折って準備しておくと、そこから1枚ずつ取るのは容易である
汚れた陰部を拭く	女児は、排尿の場合は前から後ろに、排便の場合は後ろから手を上方向に向かって拭くということを繰り返し伝え、できるようになるのは5～6歳
下着・下衣の着脱をする	2歳頃には上衣や下着を自分で脱ぐようになる。3歳頃に片足立ちができるようになるため、座位での下着の着脱から、立位での着脱ができるようになる。 前と後ろは間違える
手洗いをする	3歳頃から誰かの助けを借りれば手洗いができるようになり、4歳には一人でできるようになる

後述するトイレトレーニング中で排せつの失敗はつきものです。子どもと養育者のやり取りの中で、甘えや失敗が許容されたり、子どもに十分な情緒表現の機会が与えられたりすることが重要です。子どもが排せつの失敗を繰り返すことは養育者の葛藤も生じさせるため、養育者の対応能力を高める支援というものも重要になってきます。

表4－3　幼児期の心理社会的発達課題とトイレに行くこと

年齢	発達課題
1～3歳 （幼児前期）	**自律性　対　恥・疑惑** 「歩くこと」「話すこと」の獲得によって、自分の意思や力でできることが増えてくる。子どもはそのことに喜びを感じ、周囲に認められるといっそうやってみたいという思いを抱く。これが「自律性」の芽生えである。トイレトレーニングを含め、子どもの挑戦する機会や自由が奪われたり、挑戦への失敗が過度に否定されたり非難されると、自分に対する「恥・疑惑」の気持ちが生まれてしまう
4～6歳 （幼児後期）	**自主性　対　罪悪感** 幼児前期よりさらに外的環境の探索に興味を持ち、遊びを通して自主的な活動を活発に行うような「自主性」が育っていく。この時期、多くの子どもが排せつの自立も達成し始める。多くのことに興味を抱き果敢にチャレンジするため、失敗や行き過ぎた行為をすることもある。それに対して厳しくしつけられ過ぎたり、禁止され過ぎたり、嫌な態度を取られると自発性が妨げられ「罪悪感」を抱きやすい

iv）言語・コミュニケーション能力の発達

排せつの自立は、尿意や便意を自覚していることを、「おしっこしたい」「うんちしたい」と誰かに伝える／伝わることから始まります。幼児前期には身体機能の発達と同時に、認知や言語・コミュニケーション能力も同時に発達してくるため、「ちっち」「うんち」等の言葉を表出します。また、足をクロスさせたり、もじもじ／もぞもぞしたり、陰部に手を与えたりして、子どもの行動にも変化がみられます。そのような排せつのサインを見逃さずキャッチする誰かがいると、子どもはタイミングよくトイレに連れて行ってもらうことができ、最初は養育者の力を借りた偶然の成功によって、トイレでの排せつの機会を得ます。誰かの力を借りてでもトイレでの排せつの成功体験は、幼児期の子どもの発達課題である“自律性”を高め、自ら果敢に挑戦する行動へとつながります。ここで重要なのは、子どもの伝えようとする言動と子どもの表出をとらえ応答してくれる養育者の存在と子どもと養育者の相互性です。

v）社会性の発達

子どもは排せつしている年長児や大人の姿を見ているため、排せつはむやみやたらにどこでもしてはいけないものなのだという文化や社会の決まりを自然に学んでいます。トイレトレーニングを始めた頃の子どもは、オムツに排せつしている時も、部屋の隅っこでしたり、大人から隠れた場所でしたりすることも多いものです。この姿は、排せつは決められた場所で行うという社会的な慣習を理解し始めてきた証拠です。うんちやおしっこはにおいがしますので、そのにおいからも子どもたちはうんちがきれいなものではないことを学び、しっかりとお尻を拭き、始末し、手を洗うこともトイレトレーニングを通して学びます。

このように、排せつの自立には、社会的なルールを理解する社会性の発達も関連しています。気をつけなければならないのは、トイレトレーニングの過程でおもらしやおねしょ等の失敗はつきものだということです。失敗を責められたり、厳しく叱られたりすることは、子どもの自律性・自発性の獲得を妨げ、恥・疑惑の気持ちや罪悪感等人格形成に影響を及ぼすような体験となってしまいます。特に日本文化では欧米と比べ、トイレに対するネガティブなイメージが強いと言われているため、注意を要します。

③健康な子どもの排せつ

健康な子どもの排尿回数・排便回数を、表4－4、表4－5に示しました。乳児期の子どもは脳神経系の機能や腎機能が未熟なため、排尿回数も排便回数も大人に比べて多いという特徴があります。一般的な排せつの自立の時期になると、排便回数や排尿回数は減ってきます。

表4－4　健康な子どもの発達段階別の排便回数

発達段階		排便回数（/週）	排便回数（/日）
0～3ヵ月	母乳栄養児	5～40	2.9
	人工乳栄養児	5～48	2
6～12ヵ月		5～28	1.8
1～3歳		4～21	1.4
3歳以上		3～14	1

日本小児栄養消化器肝臓学会，日本小児消化管機能研究会編（2013）：小児慢性機能性便秘症診療ガイドライン，20，診断と治療社，東京．
原典は、Fontana M., Bianchi, C., Cataldo. F., et al. (1980) : Bowel frequency in healthy children. Acta Paediatr Scand, 78, 682-684を参照し作成

表4－5　健康な子どもの発達段階別の排尿回数

発達段階	排尿回数（/日）
新生児～6ヵ月	15～20
6～12ヵ月	10～16
1～2歳	8～12
2～3歳	6～10
3～4歳	5～9
12歳	4～7

五十嵐隆（2019）：小児腎疾患の臨床（改訂第7版），37，診断と治療社を参照し作成

④便の性状のアセスメント

排せつした便の硬さの評価は、国際的基準であるBristol stool form scale（図4－3）があり、簡便かつ客観的な指標となります（日本小児栄養消化器肝臓学会ら，2013）。1～2は腸内の停滞時間が長く便秘と判断され、3～5は正常便で、特に4が理想の便です。

6～7は軟らか過ぎて下痢と判断されます。排便のアセスメントは便の硬さに加え、便の量や色、排便時間や排便感覚、においの観察等によって行われます。

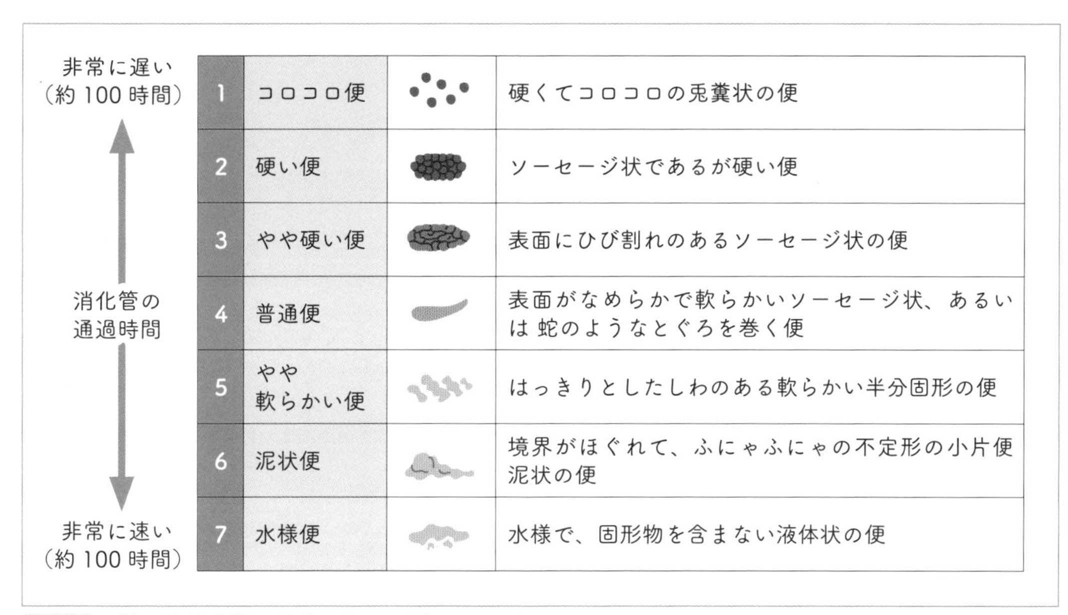

1	コロコロ便		硬くてコロコロの兎糞状の便
2	硬い便		ソーセージ状であるが硬い便
3	やや硬い便		表面にひび割れのあるソーセージ状の便
4	普通便		表面がなめらかで軟らかいソーセージ状、あるいは蛇のようなとぐろを巻く便
5	やや軟らかい便		はっきりとしたしわのある軟らかい半分固形の便
6	泥状便		境界がほぐれて、ふにゃふにゃの不定形の小片便 泥状の便
7	水様便		水様で、固形物を含まない液体状の便

図4－3　便の性状分類　Bristol stool form scale
神山剛一：ブリストルスケールによる便の性状分類，排せつケアナビ　https://www.carenavi.jp/ja/jissen/ben_care/shouka/shouka_03.htm を参照し作成

⑤トイレトレーニング

村上ら（2009）の調査によると、昔の子どもと今の子どもの基本的生活習慣の様子の違いとして、「排せつの自立が遅いこと」が際立って多かったという報告があります。また、保育園に通園する幼児のトイレトレーニングの開始時期は6ヵ月～1年程度遅くなっていることも報告されています（堀井ら, 2004）。幼児期は育児困難を感じる養育者が多く（樋口ら, 2004）、排せつの自立に導くトイレトレーニングにおいては特に養育者自身の葛藤と子どもに対する葛藤が多く、虐待やネグレクトの誘因になる可能性も指摘されています（鈴木, 2020、Chung ら, 2019）。

幼児期のトイレトレーニングは子どもと大人（保護者や保育者）との安定した関係性のもと、安定した心理状態の中で始めるのが望ましいです。子どもの心理的な葛藤が大きい時期、例えば妹や弟が生まれた、引っ越しをして家庭環境や集団生活の場が大きく変わった、両親が離婚した等のライフイベントが重なった場合は、少し遅らせます。また養育者の準備として、子どもとの信頼関係が確立され、叱らずに忍耐強く見守ることができる余裕のある時期に開始するのが望ましいと言われています（日本小児栄養消化器肝臓学会ら, 2013）。

トイレトレーニングを開始するタイミングを表4－6に（中西, 2018、日本小児栄養消化器肝臓学会ら, 2013）、トイレトレーニングの際の工夫点について図4－4に示しました。養育者は、早期の排せつの自立を望むこと、他の子どもと比べて自分の子どもの自立が遅いと焦燥感や不安を感じることが多いのですが、個々の子どもに合った適切なタイミングと方法で行えるような支援が必要です。

このように、トイレトレーニングによる排便習慣の確立には、子どもの身体機能、心理社会面の成長発達と同時に、親子の愛着形成や養育者のセルフケア能力を含む子どもにとって、安全基地となる良好な環境が整っていることがとても大切になってきます。

表4－6　トイレトレーニングを開始するタイミング：子どもの要因

排尿間隔が2時間以上空くようになった（膀胱の機能）
一人で歩くことができる（粗大運動）
下着の上げ下げができる（微細運動）
言葉でおしっこやうんちが出たことを伝える（言語・コミュニケーション能力）
自分のことを自分でするようになり始める（自律性）
トイレに関心を持つ、人の前でしたがる（嫌がらない）

子どもの好きな補助便座やおまるを使用する
親子が精神的に安定している時に始める
生活の区切りの時間に、トイレに一緒に行く声掛けを続ける
子どもの好きなキャラクターのトレーニングパンツを買う
子どもの好きなキャラクターのDVDや絵本を使って、トイレに興味を持たせる
失敗しても叱らず、優しい声掛けをする
トイレを楽しい場所にする工夫（壁紙、おもちゃ）
子どものがんばりに対して、常にポジティブな声掛けをする
風邪をひかないように夏場に始める
成功したり、がんばったら、ご褒美をあげる（シールやお菓子）

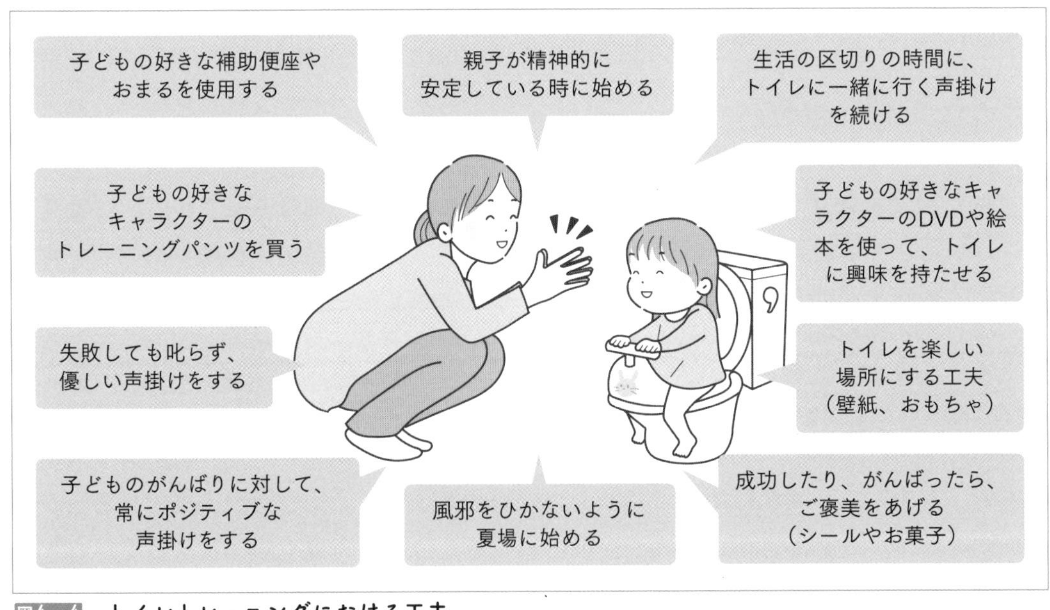

図4－4　トイレトレーニングにおける工夫

⑥小児期に起こりやすい排せつに関する健康問題

ⅰ）便秘

▶便秘とは

便秘とは便の滞った、または便が出にくい状態のことを言います。小児の便秘の頻度は0.7〜29.6％と報告によって差がありますが頻度は高く（Van den Berg ら, 2006）、腹痛で小児科外来を受診する子どもの多くは便秘です。

▶便秘の増悪因子と悪循環（日本小児栄養消化器肝臓学会ら, 2013）

便秘は、身体的な因子のみならず、心理社会的因子を含めた多面的な因子から起こります。表4－7に便秘の増悪因子と便秘を起こしやすい契機について示しました。このように、便秘の子どもをアセスメントする時は、養育者との関係性が強く出るトイレトレーニングや子育て、家庭や集団生活の場等の環境、水分・栄養摂取量や内容等、総合的にとらえていく必要があります。

表4－7　便秘の増悪因子と便秘を起こしやすい契機

育児・生活状況の問題
不適切なトイレトレーニング、トイレ嫌い、学校トイレの忌避、いじめ、親の過干渉、性的虐待、家庭環境の変化
排便のがまん
肛門裂傷、肛門周囲の炎症、痔、排便の時の痛み、学校や集団生活の場
便量の減少と乾燥
低食物繊維食、慢性的な脱水、低栄養、栄養失調
便秘を起こしやすい契機
乳児における母乳から人工乳への移行、乳児における離乳食の開始、幼児におけるトイレトレーニング、学童における通学の開始や学校での排せつ

ひとたび便秘になると、便秘のために貯留した太くて硬い便を排せつする時に、排便痛や肛門裂傷をきたします。そうすると、子どもはまた痛みを避けようと排便をがまんするようになり、便の停滞時間がさらに長くなります。このことが水分の再吸収を助長し、さらに硬い便がたまるという悪循環が繰り返されてしまいます。便秘が常態化すると直腸は拡張し、直腸内圧の上昇の刺激に対する閾値が上がり、便意が消失してしまい

ます。そうなると直腸内にはさらに多量の便塊が長時間貯留することとなり、直腸の拡張が増悪します（図4−5）。このように直腸の器質的変化を伴った悪循環に陥ると、便秘の治療に難渋することにつながります。

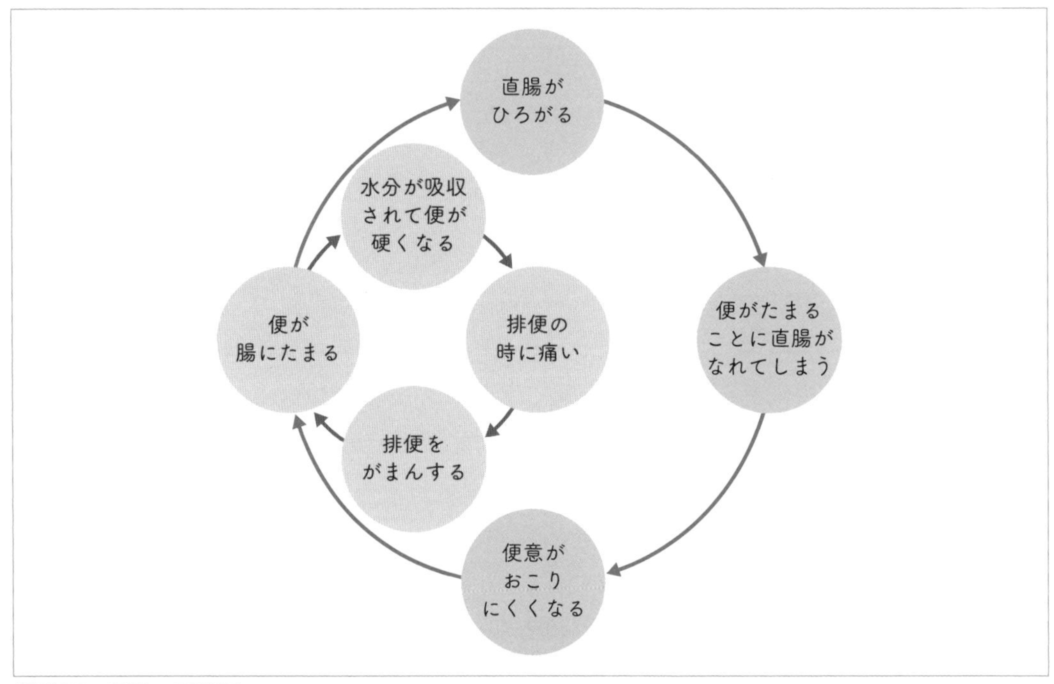

図4−5　便秘の悪循環
小児慢性機能性便秘診療ガイドライン作成委員会：こどもの便秘 正しい知識で正しい治療を 詳細版, 4　https://www.jspghan.org/constipation/files/pamphlet.pdf をもとに作成

▶ 日常生活の中でできる工夫

便秘を予防・改善するために日常的にできることを表4−8に示しました。このような工夫は、トイレに行くことにのみ関連するのではなく、動く、食べる、眠る等、子どものあらゆる健康行動につながります。

ii）遺糞症

▶ 遺糞症とは？

遺糞症とは、排せつ機能が自立すべき4歳を過ぎても、不適切な場所で随意的または不随意的な排便がみられる状態、いわゆる便失禁のことです（十河, 2023）。遺糞症の85〜95%は便秘を伴い、便は軟便で、便塊のすきまから、持続的に漏れ出て、少量の便が付着します。便失禁は、覚醒している時も眠っている時も起きます。多くは集団生活

表4－8　日常生活の中でできる便秘予防のための工夫

規則正しい毎日の生活リズム
早寝早起き 朝ごはんをしっかり食べる　※朝食後に大腸の運動は一番活発になる
規則正しい排便習慣
毎日、決まった時間に、ゆとりを持ってトイレに座らせることを習慣化 トイレに行きたくなったらがまんさせない
健康的な食事の工夫
3食、栄養バランスのよい食事 食物繊維を含む食品 1日に必要水分量を摂る
運動の促進
発達段階にあった適度な運動や遊び、活動
子どもが安心・安全な養育環境
親の焦りやいらだち、不安を緩和 円満な家族関係

を送っている子どもたちですので、生活に支障をきたすことが多く、二次的に仲間との関係の構築が難しくなったり、不登校になったりということも生じやすくなります。また、遺糞症の子どもは発達障害を合併していることが多いため、偏食が多く食生活の改善に難渋し、内服困難によって服薬コントロールも難しく、治療期間が便秘より長期にわたることが多いという現状も報告されています（町頭ら, 2020）。さらに、心理的ストレスが便秘・遺糞症と関連しており、遺糞症から養育者からの不適切な対応、いわゆる虐待がみつかることも少なくありません。

このように、排便コントロールに難渋することは、子どもの生活の質を左右すると同時に、心理社会的発達にも大きな影響を与えます。逆に、排便習慣の確立の遅れの背後に、子どもの心理社会的な様々な問題が潜んでいる可能性もあります。まずは、器質的な疾患がないかどうかを見極めた上で、早期に多側面からの介入を始めていくこと必要になってきます。

⑦小児医療の現場や家庭外で起こりやすい排せつに関する倫理的課題

i）子どもが慣れない環境では、排せつの失敗の機会が増える

子どもが病気や外傷等で入院すると、排せつが自立した子どもであっても、失敗の機会

が増えます。例えば動きに制限が加わったり、点滴によって尿量や尿回数が増えたり、子どもが尿意や便意を誰かに伝えたくてもその誰かが周りにいなかったり、間に合わなかったり、入院によるストレスによって退行したりと、その理由は多岐にわたります。また病院以外でも、自宅と異なる環境や初めての環境、親以外の養育者のもとでの排せつも同様に、子どもの緊張感や不安が高まり、排せつの失敗の機会が増えます。

ii）自尊心を低下させられることがある

排せつが自立した子どもは、自律感に満ち溢れ、とても誇り高き存在です。いわゆる“パンツマン”となった子どもたちは、どこか急に自分たちがお兄さん・お姉さんになったような気分になっています。しかし、入院を契機に排せつの失敗を繰り返したり、慣れない環境で不本意にもおもらしをしてしまったりすると、子どもの意図に反してオムツをはかせられることがあります。子どもにとって、パンツからオムツに逆戻りさせられることが、どれだけ自尊心を傷つけるかを常に念頭に入れて、子どもに関わる必要があります。どうしてもオムツが必要な時もあります。その時は、しっかりと本来は“パンツマン”であることを認めつつ、子どもの許可を取ってオムツを使用する、最小限の時間や期間の着用を約束すること、オムツをしていることを他の子どもたちに知られないようにすること等の倫理的配慮が必要です。不用意なオムツ着用は、子どもの気持ちを傷つけるばかりでなく、子どもの自分でトイレに行くという意欲を失わせてしまうことにもつながりかねません。

iii）プライバシーが妨げられることがある

幼児期の子どもは、トイレトレーニングの過程で排せつを人前ですることは恥ずかしいことなのだと学習していることは前に述べました。しかし、入院して動くことができない、部屋にトイレがない、養育者が一度に多くの子どもの世話をしていてトイレに連れていくことができない場合等は、部屋で排せつをさせられることがあります。また、カーテンが閉まっていない大部屋でオムツ交換をされる、大きな声で排せつ量や便の性状等を質問される、排せつの失敗を大きな声で他の人に知らされる等、プライバシーが妨げられる場面をしばしば見受けます。このような場面で子どもは恥ずかしいと感じているはずです。また、恥ずかしいと感じる気持ちは社会生活を送る上で、子どもにとって大切な感覚です。子どもであっても当然のことながらプライバシーが守られること、排せつに関連する社会の決まりを学習している時期だということをよく考えた上で、子どもの健全な排せつ機能の獲得過程を支援していくことが、養育者に求められる倫理的な姿勢と言えます。

おわりに

子どもが自立して「トイレに行く」ということは、多面的な発達の産物であり、心理社会的側面や養育者との関係も大きく影響してくるため、容易ではありません。子どもの様々な発達状況のアセスメントによりトイレトレーニングの開始を見極め、その過程でも子どもや養育者の心理状況をアセスメントしながら、個々の方法にあったやり方での支援が求められます。また、排せつに関する健康問題も複雑で、短期的な治療で治らないことが多く、多側面からの多職種による支援が必要です。食べたものはしっかりトイレに行って出すという当たり前のサイクルを早期に確立していくことは、子どもの健康な生活を整える上でとても大切なことです。

文献

Chung, K., Gubernick, S., Lanoue, M., et al. (2019) : Child abuse and neglect risk assessment: quality improvement in a primary care setting, Academic Pediatrics, 19(2), 227-235

樋口広美 , 坪川トモ子 , 高橋裕子ほか (2004)：育児実態調査から見た子ども虐待のハイリスク要因：子ども虐待を早期発見・予防するために , 保健師ジャーナル , 60(10), 1006-1013

菱沼典子 (2017)：看護形態機能学：生活行動からみるからだ (第 4 版), 日本看護協会出版会 , 東京

帆足英一（1995）：第 7 章 排せつ行動の整理と発達 3．排便のメカニズム，二木武ほか編著，新版 小児の発達栄養行動－摂食から排泄まで / 生理・心理・臨床（第 2 版），213，医歯薬出版，東京

堀井奈緒 , 前田美子 , 宮下朱里ほか (2004)：幼児の排泄のしつけに関する研究：保育所 (園) に通所 (園) する児をもつ母親の意識とその関連要因 , 日本看護科学会誌 , 13(2), 84-90

市野みどり (2021)：下部尿路機能と畜尿・排尿機能障害 , 小児看護 , 44(4), 394-398

川原佐公 (2015)：発達がわかれば保育ができる！, ひかりのくに , 大阪

町頭成郎 , 山田和歌 , 永井太一朗ほか (2020)：専門外来において治療に難渋する小児慢性機能性便秘症の検討：遺糞症例の特徴と発達障害との相関 , 日本小児外科学会雑誌 , 56(4), 351-357

森本哲司 (2013)：腎機能の生後発達 , 日本小児腎臓病学会雑誌 , 26(1), 70-75

村上智子 , 曽根章友 (2009)：ベテラン保育士が捉える子どもの育ちの変化（2）：3 歳未満児の場合 , 山形短期大学紀要 , 41, 101-115

中西雪夫 (2018)：乳幼児の基本的生活習慣の形成に関する研究 , 佐賀大学教育学部研究論文集 / 佐賀大学教育学部 , 2(2), 73-80

日本小児栄養消化器肝臓学会 , 日本小児消化管機能研究会編 (2013)：小児慢性機能性便秘症診療ガイドライン , 22, 診断と治療社 , 東京

西島栄治 (2021)：排便機能と排便障害 , 小児看護 , 44(4), 399-403

西坂小百合監修 (2016)：0 ～ 6 歳わかりやすい子どもの発達と保育のコツ , ナツメ社 , 東京

十河剛編著 (2023)：4 つの視点でまるわかり！ 遺糞症・便失禁 A to Z, 6, 診断と治療社 , 東京

Stadtler, A.C., Gorski, P.A., Brazelton, T.B. (1999) : Toilet training methods, clinical interventions, and

recommendations, American Academy of Pediatrics. Pediatrics, 103(6 Pt 2), 1359-1368
鈴木千琴 (2020)：幼児の排泄の自立に関する文献レビュー , 日本小児看護学会誌 , 29, 192-200
高橋美登梨 , 一戸玲美 , 川端博子 (2019)：動作分類からみた 3 歳児の着脱の特徴 , 日本家政学会誌 , 70(4), 204-213.
上田礼子 (2012)：生涯人間発達学 (改訂第 2 版増補版), 13, 三輪書店 , 東京
Van den Berg, N.M., Benninga, M.A., Di Lorenzo, C. (2006) : Epidemiology of childhood constipation: a systematic review, Am J Gastroentrol, 101(10), 2401-2409

chapter

5 視る・話す・聞く

松尾ひとみ

はじめに

ここでは、日常のコミュニケーションを行う機能に必要な「話す」「聞く」に（菱沼, 2017）、子どもが物事を把握する際に視覚情報を優先する傾向があることから「視る」を追加して、コミュニケーションのためのからだの機能の発達を説明します。

①視る機能の発達

胎生８ヵ月頃には網膜がほぼ完成しますが、表5－1のように、出生後に眼の構造は完成します。子どもが視えるためには眼の構造の完成だけではなく、眼から得た光刺激が視神経を経て大脳の視覚野に伝達され（菱沼, 2017）、画像として認識される必要があります。

そのためには、環境からの刺激と、眼でとらえた物に触る等、運動機能との協調によって、子どもは視る機能を獲得します（瀧畑, 2004、常石, 2008）。

ｉ）屈折状態

表5－1のように、子どもの眼軸長（角膜から網膜までの長さ／図5－1）は大人より短いため、ピントを合わせるために角膜と水晶体の屈折力は大人より大きくなります（高橋ら, 2017、太刀川, 2019）。また図5－2のように、眼軸長が短い時は遠視気味ですが、成長に伴い眼軸長が長くなると近視気味になります（根岸, 2022）。

表5－1　視覚の発達

<table>
<tr><th></th><th>眼軸長</th><th>黄斑部中心窩</th><th>視力・光覚</th><th>色覚</th><th>視機能</th></tr>
<tr><td>在胎 26 週</td><td>–</td><td>–</td><td>光に反応</td><td>–</td><td>–</td></tr>
<tr><td>在胎 30 週</td><td>–</td><td>–</td><td>対光反射あり</td><td>–</td><td>–</td></tr>
<tr><td>新生児</td><td>16.5mm</td><td>–</td><td>PL 法
0.03 ～ 0.05</td><td>–</td><td>母親の顔の
注視</td></tr>
<tr><td>1 ヵ月</td><td>–</td><td>–</td><td>良好な
対光反射</td><td>–</td><td>単眼の固視</td></tr>
<tr><td>2 ヵ月</td><td>–</td><td rowspan="2">4 ヵ月：成長</td><td>–</td><td>–</td><td>両眼の固視</td></tr>
<tr><td>6 ヵ月</td><td>–</td><td>PL 法 0.2</td><td>–</td><td rowspan="2">調節・輻湊
融像・立体視</td></tr>
<tr><td>9 ヵ月</td><td>–</td><td>–</td><td>–</td><td>–</td></tr>
<tr><td>1 歳</td><td rowspan="2">約 21mm</td><td rowspan="2">–</td><td>–</td><td rowspan="2">2 ～ 3 色を
見分ける</td><td>–</td></tr>
<tr><td>2 歳</td><td>–</td><td>立体視の
感受性期</td></tr>
<tr><td>3 ～ 4 歳</td><td>–</td><td>4 歳：成人と
同等の形態</td><td>PL 法 1.0</td><td>赤青黄緑を
区別</td><td>–</td></tr>
<tr><td>6 歳</td><td>–</td><td>–</td><td>–</td><td>–</td><td>–</td></tr>
<tr><td>成人</td><td>24mm</td><td>–</td><td>–</td><td>–</td><td>–</td></tr>
</table>

常石（2008），太刀川（2019），高田（2009），鎌尾（2014），八子（2019）をもとに加筆修正

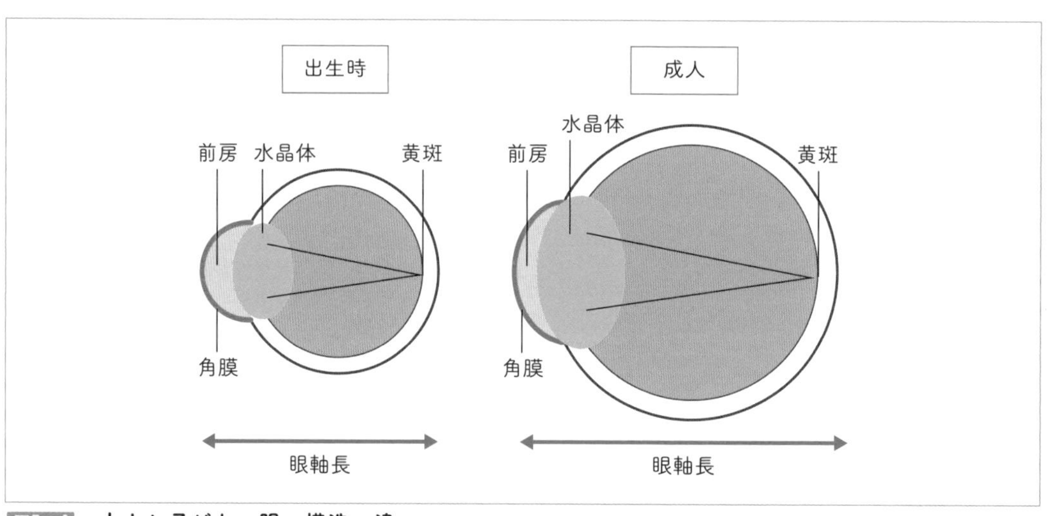

図5－1　大人と子どもの眼の構造の違い
太刀川 (2019) を参考に加筆修正

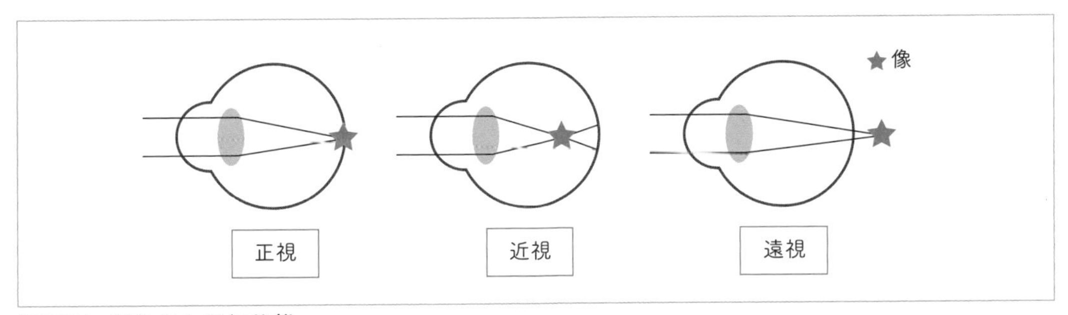

図5－2　眼軸長と屈折状態
瀧畑 (2004), 根岸 (2022) を参照し加筆修正

ii）視力

視力とは物の形態を識別する能力（常石, 2008）を示し、子どもへの検査の困難性から検査結果も多様ではありますが、大人並みの視力を得るのは5～6歳となります。

iii）視野

子どもの視野は生後8ヵ月から発達しますが（常石, 2008）、幼児期は大人より視野が狭いため（図5－3）、周囲が見えづらいことで事故に巻き込まれやすくなります。

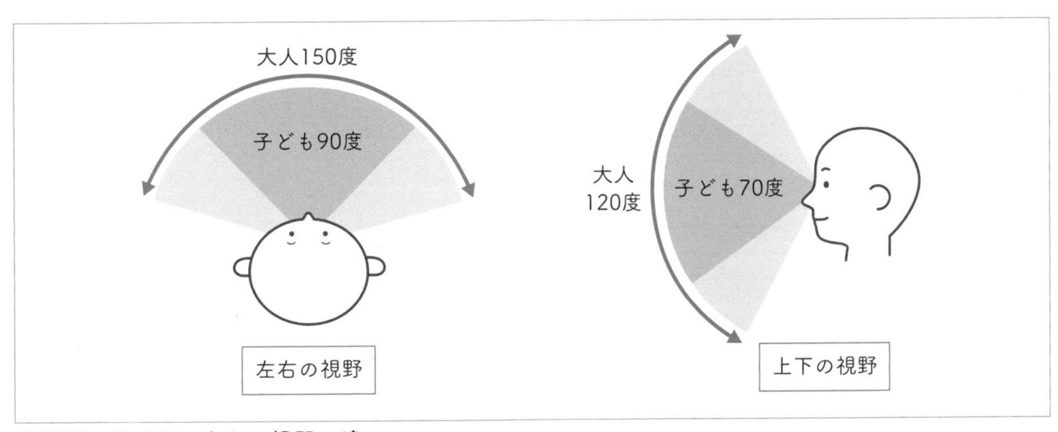

図5－3　子どもと大人の視野の違い
トヨタこどもこうつうあんぜん：7歳が危ない！ https://www.toyota.co.jp/kodomoanzen/hogosha/walk.html を参照し加筆修正

iv）視覚の感受性期間

視覚は生後3ヵ月～1歳6ヵ月が発達のピークで、6～8歳頃には消失します（柏井ら,

2013)。この期間に視力も発達し、両眼視や立体視ができるようになりますが、発達を阻害する要素があると弱視になりやすく、感受性期間を過ぎると視覚の獲得が困難になります。

子どもの見え方に気がかりな点がある場合は、視覚を回復させることが可能な期間に受診することが重要です。

②聞く機能の発達

在胎 24 週までに音に対する反応があり（佐藤, 2020)、在胎 28 週頃外耳・中耳・内耳の構造が成人レベルに完成し（白石, 2016)、胎児は母親の声を認識すると言われています（佐藤, 2020)。2 歳頃には神経線維の髄鞘化が完成し、大脳への音刺激の伝達が円滑になるに伴い、子どもは音を認知・理解できるようになります。

重要な点として、言語発達のピークは 1 歳半頃で、8 歳以上は新たな言語能力を獲得することが困難になる（白石, 2016、下郷, 2012）臨界期があります。

話すことと聞くことは表裏一体であり（菱沼, 2017)、難聴は言語の獲得に直結し、音声言語から書記・読解技能への移行や将来の学習にも影響するため（廣田, 2007)、難聴の早期発見が重要です。そのため、表5－2に乳児期の聞こえの反応を整理しました。

表5－2　乳児期の聴覚の発達

年齢	聞こえの反応
新生児～３ヵ月	・モロー反射（音にビクッとする）
3～6ヵ月	・音源のほうを向く、みつめる ・父母の声を聴き分ける
6～7ヵ月	・母親の声掛けで注視する
8～9ヵ月	・耳元の時計の音に気づき、遠くからの呼び声に反応
10～11ヵ月	・音のリズムに合わせた動作をする

守本 (2019), 高田 (2009) をもとに作成

③話す機能の発達

話す機能は子どものからだが発声に必要なからだへと成長し、視覚・聴覚情報を統合して発達します。

i）発声

声は、呼気が声門を通る時に声帯との間で摩擦音をつくり、摩擦音を口の開け方、舌の位置、唇、歯、硬口蓋、軟口蓋、舌、口蓋垂等を使ってつくられます（菱沼, 2017）。しかし、子どもの口腔内や咽喉部の構造は大人と異なるため（p.11～15）音声産生が困難であり、これらの発声発語器官の構造が成長し、声道の拡張や発声発語器官の協調運動が整う過程で発声も成熟します（藤原, 2018）（表5－3）。

表5－3　発声と言葉の理解の発達

年齢	発声	言葉の理解
1ヵ月	あいまいな母音、声のピッチも一定	－
2ヵ月	呼吸のリズムと独立した発声	－
3ヵ月	あー、うー等の発声、声を出して笑う	－
4～6ヵ月	鼻音化しない音声も出せる	－
6～8ヵ月	反復喃語：「バババババ」「マンマ」等	7ヵ月：名前を呼ばれると反応
9～11ヵ月	父母の言葉を模倣して声を出す	10ヵ月：ダメが禁止とわかる
1～3歳頃	音声を表現の手段にできる 口唇音を含む音が多い：「パ」「マ」 母国語音声の体制化が進む	1歳半：何かを持っていく 誰かのところへ行く等指示に従う 2歳：身体部分を指示 2歳半：大小がわかる 3歳：信号の色の名前がわかる
4～6歳	摩擦音（は行、さ行）、破擦音（ち、つ）、弾音（ら行）等を正しく言える 難しいのは（さ、す、せ、そ、つ、ず）で6歳頃に獲得	4歳：日用品の用途・目的がわかる 4～5歳：左右を理解する
6～12歳	連続音産生	－

岡 (2009), 藤原 (2018) をもとに作成

ii）言語の機能の発達

言語の機能は、象徴機能、伝達機能、調整機能、思考とされ（林, 2014）、他者との交流だけではなく、子どもの認知機能の発達にとって重要な役割を持っています。

生後1年間が音声言語の感受性期で、乳児期前半までは母語以外の音韻を弁別する力があると言われています（今福, 2019）。

1歳2ヵ月頃から視覚情報と聴覚情報を同時にキャッチし、関連づけて記憶できるようになり（小林, 2017）、自分のからだを調整して音を発するようになります。

従って、子どもの言語発達には視る・聞く機能の発達と、子どもに話しかける人の関

わりが必要です。

一方で、早産児は言語獲得にリスクがあるとされ注意が必要です（今福, 2019）。

ディ・レオ（1977/1999）は、子どもが音と経験を統合させ考えている状態（体験の意味を把握している状態）を「内言語（inner language）」と述べ、言葉の発達の最初の段階と説明しています。ディ・レオ（1977/1999）によると、子どもは内言語、言語理解、表出言語の順に発達します。

つまり、子どもは言葉が話せる前から聞いた言葉の意味を理解し、考えながら行動を取っています。子どもはその経験から、いずれは言葉を使って思考できるようになります。子どもは話せなくても言葉や状況を理解しています。表出言語がないからといって、子どもは理解していないと決めつけないようにしましょう。

おわりに

子どもの感覚器の発達には、臨界期等の後からでは発達できない機能が内包しています。必ず各年齢で設定された健診を受け、早期発見に努め、子どもの未来を守ることが重要になります。また、子どもが感覚器を活用できるように発達する上で、経験（人との相互作用）が必要です。子どもと関わる人は、その関わりによって子どもの可能性を伸ばすことに貢献できる存在となります。

文献

藤原百合 (2018)：ことばの発達 , Journal of Otolaryngology, Head and Neck Surgery, 34(2), 199-202

林安紀子 (2014)：言語習得過程 , 小児内科 , 46(11), 1591-1595

廣田栄子 (2007)：聴覚障害 , 宇野彰編 , ことばとこころの発達と障害 , 永井書店 , 大阪

菱沼典子 (2017)：看護形態機能学：生活行動からみるからだ (第 4 版), 41-42, 日本看護協会出版会 , 東京

今福理博 (2019)：乳幼児における発話の視聴覚統合と言語発達 , 心理評論 , 62(2), 166-178

J・H・ディ・レオ (1977) / 白川佳代子 , 石川元訳 (1999)：絵にみる子どもの発達：分析と統合 , 誠信書房 , 東京

鎌尾知行（2014）：発達年表 , 眼科ケア（冬季増刊）, 27

柏井真理子 , 宇津見義一 (2013)：眼科の健診 , 小児内科 , 45(3), 566-570

小林繁一 (2017)：精神発達と機能の診かた , 桃井眞理子 , 宮尾益知 , 水口雅編 , ベッドサイドの小児神経・発達の診かた (改訂 4 版), 75-86, 南山堂 , 東京

守本倫子 (2019)：聴覚 , 板橋家頭夫監修 , 河野由美 , 水野克己編 , 早産児 , 低出生体重児の成長と発達のみかた：出生から AYA 世代まで , 151-156, 東京医学社 , 東京

根岸貴志 (2022)：屈折異常 , 弱視 , 小児内科 , 54(増刊), 1020-1022

岡明 (2009)：言語の理解 , 表出の発達 , 桃井真理子編 , 子どもの成長と発達の障害：早期発見を見極めるために , 47-49, 永井書店 , 大阪

佐藤和夫 (2020)：赤ちゃんの五感の発達（触覚，聴覚，視覚，味覚，嗅覚）, with NEO, 33(5), 691-700
下郷幸子 (2012)：幼児の言語発達の診かた , 小児科診療 , 75(5), 779-785
白石君男 (2016)：子どもの聴覚発達と音環境 , 日本音響学会誌 , 72(3), 137-143
太刀川貴子 (2019)：視覚 , 板橋家頭夫監修 , 河野由美 , 水野克己編 , 早産児 , 低出生体重児の成長と発達のみかた：出生から AYA 世代まで , 142-149, 東京医学社 , 東京
高田昌亮 (2009)：聴覚と視覚 , 馬場一雄監修 , 原田研介編 , 新版小児生理学 (第 3 版), 150-161, へるす出版 , 東京
高橋由嗣 , 新井田孝裕 (2017)：視力の発達 , 小児内科 , 49(5), 762-766
瀧畑能子 (2004)：子どもの (裸眼) 視力の考えかた , 小児科診療 , 67(8), 1281-1287
常石秀市 (2008)：感覚器の成長・発達 , バイオメカニズム学会誌 , 32(2), 69-73
トヨタこどもこうつうあんぜん：7 歳が危ない！, Retrieved from: https://www.toyota.co.jp/kodomoanzen/hogosha/walk.html (検索日：2023 年 6 月 8 日)
八子恵子 (2019)：視力の発達とその評価 , チャイルドヘルス , 22(6), 406-408

5
視る・話す・聞く

chapter 6

眠る

松尾ひとみ

はじめに

子どもにとっての眠りには、大脳の休息と脳をつくり育て、骨や筋肉がつくられる重要な機能があります（宮崎, 2020）。子どもは胎児期から眠りによって神経回路が発達することで脳が育ち、大人の助けを得ながら生活習慣としての「眠る」力を獲得していきます。

①サーカディアンリズムの確立

サーカディアンリズムとは約1日周期で繰り返される生体のリズムで、土台として環境に同調するからだの機能が必要です（菱沼, 2017）。サーカディアンリズムには、体内時計を調整するホルモンである「メラトニン」の分泌が影響します。生後1ヵ月以降に松果体からメラトニンが分泌され始め、1〜5歳頃は最も多く分泌されるようになります。メラトニンは光によって分泌を抑制されるため、メラトニンが分泌されると、子どもは昼間に覚醒し夜間に睡眠するようになります（有竹, 2019、渕上, 2009）。

このようにメラトニンの分泌が、子どもの睡眠時間の長さ、睡眠パターンを変化させ、生後3〜4ヵ月にはサーカディアンリズムが安定しはじめ、10歳頃に睡眠・覚醒パターンが確立するとされています（有竹, 2015、太田, 2019）。

一方で、胎児は母体からのメラトニンを受け取り、既に在胎22週でサーカディアンリズムを持つとされ、在胎30週頃から光を感知できますが、出生後に母体からのメラトニン供給が断たれ、一旦サーカディアンリズムを失うとされています（太田, 2019）。

子どもは脳の発達に伴い、出生後にメラトニンを分泌できるようになりますが、メラトニンへ反応するシステムは既に胎児の時に準備ができていることになります。

②眠り

ⅰ）ノンレム睡眠・レム睡眠（表6－1）

表6－1　睡眠の発達

	推奨睡眠時間	レム睡眠の割合	午睡の目安	ホルモン分泌
新生児		睡眠時間の半分		
乳児	0～3ヵ月：14～17時間 4～11ヵ月：12～15時間	3～5ヵ月：睡眠時間の40%	6ヵ月：2～4時間を1～2回/日	メラトニン 成長ホルモン
幼児期	1～2歳：11～14時間 3～5歳：10～13時間	2～3歳：睡眠時間の25% 3～5歳：睡眠時間の20%	1～3歳：1.5～3.5時間を1回/日 5歳：不要	メラトニン 抗利尿ホルモン 成長ホルモン
学童期	6～13歳：9～11時間			
思春期	14～17歳：8～10時間			
成人	18～25歳：7～9時間	睡眠時間の約20%		

文部科学省（2014），未就学児の睡眠・情報通信機器使用研究班（2018），中山（2019）を参照し作成

睡眠中には、眼球運動を伴う浅い睡眠の「レム睡眠」と深い睡眠の「ノンレム睡眠」の２種類の睡眠タイプが交互に出現し、睡眠周期（睡眠単位）を構成します（菱沼, 2017）。睡眠周期は、年齢と共に特徴がある変化をします。

生後１ヵ月までは睡眠時間の半分がレム睡眠、その後次第にレム睡眠の割合が減少していき、3歳頃には成人と同じ約20%に移行していきます。

ノンレム睡眠時には成長ホルモンが分泌され、成長ホルモンが疲労を回復させ成長を促進し（駒田, 2022)、同時に脳内の神経ネットワークの整理・強化により、記憶・学習を促進します（北村, 2017)。胎児期はレム睡眠による覚醒によって脳の機能が発達し、やがて神経回路の発達と共にレム睡眠が減少していきます（宮崎＆古谷, 2020)。

いずれにしても、睡眠は子どもの脳を育てる重要な役割を担います。

一方で、早産児は正期産児より睡眠リズムの発達が未熟とされ、その影響が学齢期の認知機能等にも及ぶ可能性もあることから、早期に神経発達を促進する介入の重要性が述べられています（吉村，2022)。

ii）睡眠パターン

睡眠のパターンには、「単相性（1日1回のまとまった睡眠）」「二相性（午睡がある）」「多相性（まどろみのように短い眠りを繰り返す）」があります（菱沼, 2017）。

表6－1に示すように、出生後から幼児期までは二相性の睡眠パターンですが、午睡が不要になる5歳頃から単相性となります（北村, 2017）。

▶ 午睡（お昼寝）

厚生労働省の「保育所保育指針」（2018）において、子どもの必要性に応じて午睡を取らせるが、午睡の取り方が就寝時刻に影響しないよう注意喚起しているように、近年、子どもの午睡による睡眠への影響が議論されています。

幼児期前期は運動量の増加と共に疲労回復に午睡が必要とされ、保育の場の午睡の傾向は1歳半までは午前と午後に1日2回、1歳半以降は1日1回、2歳頃には午睡をしない子どももおり（波多野, 2019）、5歳以上では午睡を取らないようです。

子どもの眠りの発達には個人差があるので、子どもが健康な生活リズムを獲得できるように、午睡を取る時間や時間帯への配慮が必要になります。

iii）子どもの睡眠トラブル

子どもは自分でも眠れますが、多くは眠くなった時に保護者の助けを借りて眠りにつきます。子どもは眠いのにスムーズに眠りに入れないといらだって泣き、寝かしつけようとする保護者はストレスを感じる等、子どもの眠りに対するトラブルが発生します。

▶ 夜泣き

夜泣きとは新生児期～2歳頃までの睡眠中の周期的な啼泣を言い、生後3～4ヵ月がピークで、1歳前後でなくなるとされています（稲毛, 2019）。

子どもは夜間に覚醒した時、自力でまた眠りにつけずに親に助けを求めて泣きます。保護者との分離によって泣くことから、乳児期の添い寝が原因とも言われます。

対策は、夜泣きの原因と思われる問題を消去法で解決し対応することになります。

▶ 寝ぼけ

寝ぼけは覚醒しようとする時のトラブルで、多くは年齢に伴い自然に軽快していくので見守りが重要です。寝ぼけの中でも夜驚症（表6－2）がある場合、子どもを無理に覚醒させようとすると錯乱が激しくなる危険性もあるので、子どもの睡眠環境に潜む危険要素をなくします。覚醒障害のうち、表6－2では錯乱性覚醒と夜驚症について説明しました。

表6－2　子どもの覚醒障害

錯乱性覚醒	5歳以下に多く、覚醒する途中や覚醒直後の錯乱状態
夜驚（やきょう）症	4～12歳頃にみられる。睡眠中に悲鳴や叫び声をあげ、皮膚紅潮、発汗、頻脈、呼吸促迫、筋緊張亢進等が出現。起き上がり、呼びかけに無反応

宮島（2003）を参照し作成

てんかん発作等が疑われる場合は、鑑別診断をするため脳波測定や録画が必要になります。

▶ おねしょ（夜尿）

おねしょは夜間の睡眠中の尿漏れです。5歳未満の尿漏れを「おねしょ」または「夜尿」と言い、5歳以降で月1回以上のおねしょが3ヵ月以上続く場合は「夜尿症」と診断名がつき、場合によっては治療が必要です（西崎, 2021）。

子どもの睡眠パターンが単相化すると、睡眠中に脳下垂体後葉から抗利尿ホルモンが分泌され、夜間の尿産生が抑制されるようになります。しかし、子どもが良質な睡眠を取れていないと抗利尿ホルモンの分泌が不足し、夜間に多尿となってしまい、おねしょが生じます（池田, 2021、中井ら, 2020）。

子どもの眠りの深さとおねしょには関係性があり、子どもが良質な睡眠を得られる習慣を獲得できることがおねしょを防止する鍵となります。

おねしょは、幼児期の「赤ちゃんじゃない」という自尊感情が高くなった子どもにとって、身体機能がまだ「赤ちゃん」の発達状態にあり、心とからだにギャップがあります。子どもがなんとかしたくても、子どもの意思でコントロールできることではなく、子どもにとって恥ずかしい、悔しい出来事です。

周囲の大人は、子どもがおねしょをした時、決して子どもを責めたり叱ったりせず、子どもの睡眠環境を整えながらからだの発達を待ってください。

就寝前2～3時間に多く飲水しないこともおねしょ防止のコツと言われています。

▶ 睡眠不足

日本の子どもは睡眠不足の傾向にあるとされ（宇佐美, 2022）、夜間もスマートフォンが手放せず、ブルーライトを浴びることによるメラトニン分泌の減少がその一因となっています（渡邊, 2022）。

また、夜型の生活化で朝日を十分に浴びない、朝食を摂らないこと等はサーカディアンリズムの乱れを招き、日中の眠気や意欲低下、記憶力低下をきたし、食欲亢進により肥満になりやすくなります。

おわりに

脳が急激に発達する時期の子どもにとって、変化するからだに合わせて睡眠の取り方を調節することは難しく、保護者の援助を必要とします。

成長期に多く分泌される重要なホルモンの恩恵を受ける上で、ホルモンが有効に働く生活習慣を獲得することが必要です。

夜型の生活をしないこと、夜間にブルーライトを浴びないこと、朝日を十分に浴びること、朝食を摂取することは心がけたい生活習慣です。

寝つきの悪い子もいますが、睡眠儀式という寝る前に毎日同じことをするとスムーズに眠りやすくなるとされています。

子どもが安心して眠りにつけ、翌朝、気持ちよく目覚められる工夫が大切です。

文献

有竹清夏＆内田直（2015）：1. 寝る子は育つ 3) 脳の発達と睡眠 , Progress in Medicine, 35(1). 23-27

有竹清夏 (2019)：睡眠を育む , 秋田喜代美監修 , 乳幼児の発達と保育：食べる・眠る・遊ぶ・繋がる , 54-64, 朝倉書店 , 東京

波多野名奈 (2019)：睡眠 , 横山洋子監修 , 先輩に学ぶ 乳児保育の困りごと解決 BOOK 1 歳児クラス編 , 50, 中央法規出版 , 東京

菱沼典子 (2017)：第 9 章 眠る , 看護形態機能学：生活行動からみるからだ (第 4 版), 163-170, 日本看護協会出版会 , 東京

渕上達夫（2009）：17 章 睡眠 , 馬場一雄監修 , 新版小児生理学（第 3 版）, 235-248, へるす出版 , 東京

池田裕一 (2021)：夜尿症 , 小児内科 , 53(増刊), 659-662

稲毛康司 (2019)：夜泣き , どう考えて，どう対応する？ 子どもの微症状ガイド , 72-74, 文光堂 , 東京

北村真吾 (2017)：子どもの眠りの生理的変化：新生児から小学生まで , チャイルドヘルス , 20(10), 726-730

駒田陽子（2022）：睡眠とホルモン , 日本睡眠教育機構監修 , 健康・医療・福祉のための睡眠検定ハンドブック up to date, 45-52, 全日本病院出版会 , 東京

厚生労働省 (2018)：保育所保育指針解説 , Retrieved from: https://www.mhlw.go.jp/file/06-Seisakujouhou-11900000-Koyoukintoujidoukateikyoku/1_24.pdf (検索日：2023 年 11 月 1 日)

未就学児の睡眠・情報通信機器使用研究班編 (2018)：未就学児の睡眠指針 (厚生労働科学研究費補助金), 愛媛大学医学部附属病院睡眠医療センター

宮崎総一郎＆古谷真樹 (2020)：小児の睡眠，宮崎総一郎，千葉伸太郎，中田誠一編，小児の睡眠呼吸障害マニュアル（第2版），2-10, 全日本病院出版会，東京
宮島祐 (2003)：寝ぼけ，チャイルドヘルス，6(9), 653-656
文部科学省 (2014)：早寝早起き朝ごはんで輝く君の未来：睡眠リズムを整えよう（中学生・高校生等), Retrieved from: https://www.hayanehayaoki.jp/download/chukou.pdf（検索日：2023年11月1日）
中井秀郎，田辺和也，井口智生ほか (2020)：排尿機能の発達とその異常，小児内科，52(11), 1559-1563
中山明峰 (2019)：読めばわかる！臨床不眠治療，全日本病院出版会，東京
日本睡眠教育機構 (2022)：健康・医療・福祉ための睡眠検定ハンドブック up to date, 全日本病院出版会，東京
西崎直人監修 (2021)：おねしょの悩み，いつまでないしょ？ おねしょ卒業プロジェクト，Retrieved from: https://onesho.com/assets/img/download/pdf/pamphlet.pdf（検索日：2023年11月1日）
太田英伸 (2019)：睡眠と環境，秋田喜代美監修，乳幼児の発達と保育：食べる・眠る・遊ぶ・繋がる，66-78, 朝倉書店，東京
宇佐美政英 (2022)：子どもへの睡眠衛生指導，薬事，64(4), 834-840
渡邊常樹（2022）：夜尿（おねしょ）と睡眠障害，チャイルドヘルス，25(5), 360-362
吉村優子（2022）：早産児の睡眠の特徴と支援，チャイルドヘルス，25(7), 521-524

chapter 7

お風呂に入る

松尾ひとみ

はじめに

ヒトのからだは皮膚で覆われ、外部からの侵入を防ぎ保護されています。ここでは、清潔に保つ生活行動の視点から皮膚の機能を説明（菱沼, 2017）し、子どもの皮膚が完成するプロセスと、皮膚の完成度に合わせて皮膚の機能を正常に保持する方法、皮膚を清潔に保つ子どものセルフケア能力の発達とセルフケア不足の補い方、衣生活、最後に感染防止の観点から子どもの免疫力について概観します。

①子どもの皮膚の構造と機能（表7－1）

ここでは、子どもの皮膚の機能を理解しやすくするため、大人と比べた時の子どもの皮膚の機能の特徴を切り口に説明します。

i）バリア機能が弱い

皮膚には有害物質、細菌、紫外線等の侵入を防ぎ、体内に必要なものや水分が出ていくことを防止するバリア機能があります（玉城, 2022）。

▶ 表皮の構造と厚さ

表皮は皮膚の一番外部にある組織です。在胎２ヵ月頃から２層化し、24 週頃には角化、34 週頃に 4～5 層化へと次第に表皮の構造が完成し、40 週には成人と同様の構造を持って生まれてきます（中田ら, 2007、杉浦, 2010）。そして、成人と同じ厚さになるの

表7－1　皮膚の発達

	早産児	新生児	幼児	思春期	大人
総面積	－	0.25 m^2	0.6 m^2	－	1.6m^2
皮膚の厚さ	0.9mm	1.2mm	－	－	2.1mm
表皮の厚さ	20～25 μ m	40 μ m	－	－	50 μ m
角層の厚さ	4～5 μ m 5～6層	9～15 μ m 15層	－	－	9～15 μ m 15層以上
真皮表皮接合部	構造は成人に類似 接合は脆弱	構造、接合とも成人に類似	－	－	接合部がよく発達
真皮	乳頭層、網状層も薄い。乳頭層・網状層の境界不明瞭。網状層の膠原線維の太さは早産児は小さく、新生児は中等			－	乳頭層・網状層の境界明確
エクリン汗腺	－	－	発汗量の調節 2歳半頃ピーク	－	－
アポクリン汗腺	発達不十分			働き高まる	－
経表皮水分喪失量	顔面以外は水分喪失量が多くバリア機能が未熟			－	－

玉城 (2022), 杉浦 (2010) を参照し作成

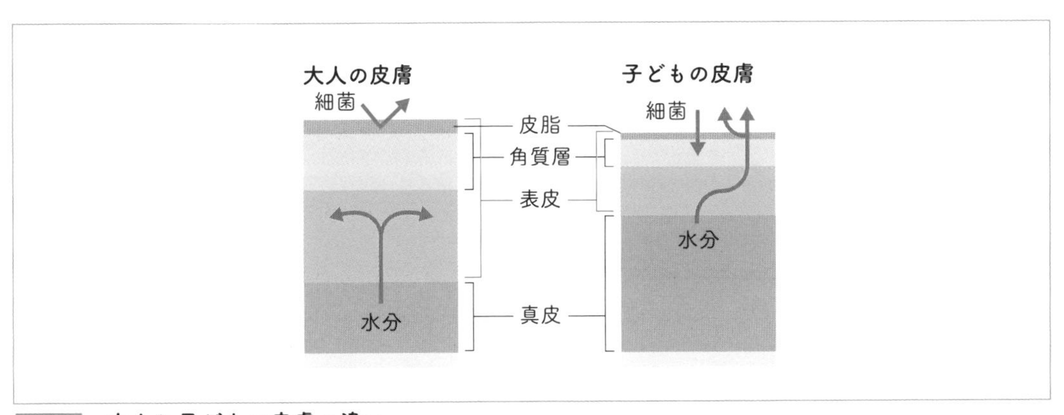

図7－1　大人と子どもの皮膚の違い
吉田 (2022a) の文献を参照し加筆修正

は、学童期から思春期までを要します（斉藤, 2001、柳沢, 2007）。

角質層のバリア機能は、生後10～14日に急速に発達しますが、早産児の場合は3週間要すると言われています（松井, 2017）。

表7－1、図7－1のように、子ども（特に新生児）の表皮は成人より薄いため、皮膚は傷つきやすく、細菌も侵入しやすく紫外線にも弱い状態です。また、早産児ほどこの傾向はより強くなります。

ii）乾燥しやすい

新生児期は性ホルモンの影響で皮脂分泌が多いのですが、生後 4〜5ヵ月頃から急に皮脂分泌量が減少し、乳幼児期には皮脂分泌が最も少なくなります（馬場, 2018）。

また、表7－1に示すように表皮の角層（角質層）が薄く、角層細胞中にある天然保湿因子の NMF（natural moisturizing factor）が少なく、1歳頃までは角層細胞間脂質であるセラミドも少ない状態であるため、子どもの肌は乾燥気味となっています（石田ら, 2007）。

▶ 経表皮水分喪失量（transepidermal water loss；TEWL）

TEWL は皮膚から蒸散する水分喪失量で、低値ほど水分の蒸散が少ないことを示します（玉城, 2022）。新生児は出生時に胎脂による保湿効果で（川辺, 2022）TEWL も低値ですが、乳幼児は顔面以外の頸部から体幹と四肢は TEWL が成人より高値となり水分喪失量が多くなります（玉城, 2022、吉田, 2022a）。このように、子どもの肌は潤いが少なく、特に早産児の皮膚は胎脂不足から乾燥しやすい状態です（豊, 2023）。

iii）傷つきやすい

子どもは肌が乾燥気味であるため、乾燥による掻痒感等で子どもが皮膚を掻いてしまい、傷つきやすくなります。

▶ 早産児の表皮真皮接合部の構造（図7－2）

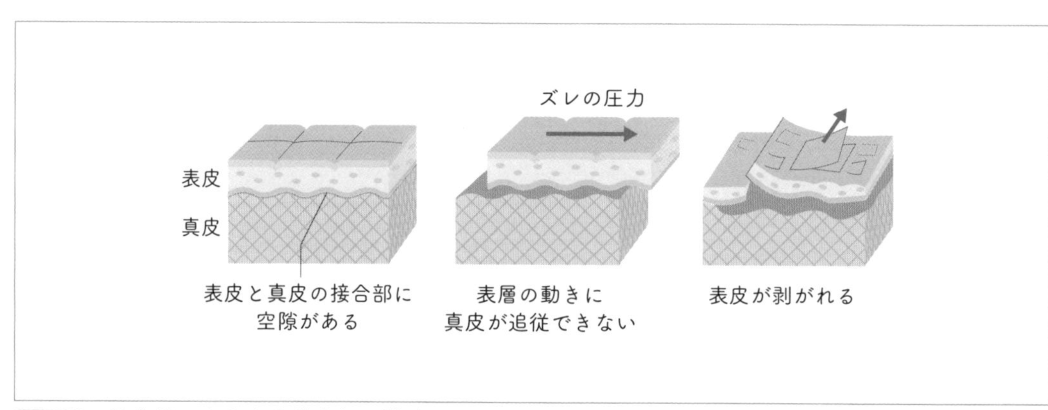

図7－2　早産児の表皮真皮接合部の構造
山田 (2009, 2020), 八田 (2017) を参照し作成

早産児は正期産の子どもより真皮の弾性線維が少ないためしなりに弱く（八田, 2017)、真皮と表皮の接合部に空隙もあり、結合力が弱い状態です。そのため、図7－2のように表皮に貼付した絆創膏を剥がす等の表皮を引っ張る時に表皮にズレの圧力がかかり、表皮の動きに下の真皮が追いつかず、表皮と真皮が剥離してしまいます（山田, 2009, 2020)。よって、早産児に貼付した絆創膏は慎重に剥がさないと、表皮も剥がしてしまう危険性があります。

iv）発汗が多い

子どもは大人より体重あたりの体表面積が大きく、熱の放散や不感蒸泄が多くなっています（斉藤, 2001)。また、乳幼児期も汗腺の数は成人とほぼ同数であるため、体重あたりの体表面積の汗腺数が多く、汗をかきやすい状態です（馬場, 2018、福田ら, 2022)。

②子どものスキンケアに関するセルフケアと支援

子どもはよだれや涙や汗が皮膚に付着する機会が多く、食事を上手に食べられるようになるまで口周囲には食物が付着し、オムツ着用時は皮膚に直接排せつ物が接触します。

また、発汗も多く、皮膚を刺激します。

バリア機能が未熟な子どもの皮膚は、これらの刺激を受けやすい状態です。また、子どもの運動機能が発達すると、子どもが色々なものに触る、浴びる等により皮膚が汚染する機会が増えます。

このため、皮膚表面の細菌数を減らす上でも皮膚を清潔に保持することは必要です。

以下、子どもの皮膚にあったスキンケアの在り方と、子どもの清潔習慣のセルフケア能力の発達に合わせた援助、子どもに起こりやすい皮膚トラブルの発生機序について説明します。

i）沐浴、入浴

子どもが自分で入浴できない乳幼児期は、表7－1、表7－2に示すように子どもの皮膚の状態に合わせたケアが必要です。日本の文化では小学4年生頃まで親子入浴が多く（東京ガス都市生活研究所, 2018)、入浴が親子のコミュニケーションの場として活用されています。

一方で、近年は子どもが家族以外と入浴する機会は減少している可能性もあり、子どもに入院等で家族以外から清潔ケアを受けることに対する羞恥心や強い抵抗も生じます。

清潔ケアを行う際は、子どもの皮膚の状態を観察する重要な場面ではありますが、まずは子どもの「恥ずかしい」気持ちに寄り添うことが重要です。子どもが羞恥心を感じなくて済む清潔ケアを行うには、子どものセルフケア能力に合った方法の工夫や、子どもが自分でやれていると感じるような補助役を務めながら、十分に安全に配慮して行うことが重要です。

表7－2　沐浴、入浴の目安

	お湯の温度	洗浄剤	洗い方	保湿
新生児～乳児	羊水温度に近い37～38℃	●弱酸性 ●泡沫洗浄剤か、よく泡立てたベビー用洗浄料 ●低刺激性シャンプー	●スポンジ等でこすらない ●皮膚に泡をのせ、優しく洗浄する、もしくは、優しく手で揉み洗いし、洗浄 ●顔も泡で洗う ●泡をすすぎ残さない ●泡洗浄は1回/日に	●入浴後5分以内に十分な量の保湿剤を円を描くように伸ばし、顔、腹部、背中、手足に塗布（ティッシュペーパーが張りつく程度） ●塗り忘れしない（首、耳の裏、脇）
幼児	38～40℃			

佐々木（2021），正木（2020），門城（2020），福田ら（2022）をもとに作成

ii）清潔習慣におけるセルフケアの発達

清潔習慣におけるセルフケアの発達は表7－3に示すような目安があります。大人が子どもの皮膚を清潔にする際に、この感覚が「気持ち良い」ことだと子どもに意識づけ、コツを教えることで、子どもが自ら皮膚を清潔にしようと促されていきます。

iii）歯磨き

歯の咀嚼機能は十分な栄養摂取に必要ですので、齲歯をつくらない管理として歯磨きは重要です。表7－4に示すように歯の状態に適した子どものセルフケアを促しながら、子どもの実力の発達に合わせ、その時々に不足するケアを大人が補填します。

乳歯のエナメル質は薄く石灰化が低いため齲歯になりやすく、歯磨きが必要です（藤原, 2023）。齲歯になりやすい部位は、図7－3のように歯と歯の間・歯と歯肉の境目・奥歯の咬合面の溝（大木, 2020、藤原, 2023）で、磨き残しのチェックポイントとなります。

表7－3　清潔習慣におけるセルフケアの発達の目安

年齢	手洗い	洗顔	含嗽	鼻をかむ	その他
1歳	自分で洗おうとする、タオルで拭く	―	口腔内に水をためる	鼻汁を気にしない	―
2歳	大人の声掛けで手洗いを意識し、手掌をこすって洗う	洗おうとするが、両手で水をすくえない	ブクブク嗽ができる（口腔内で水を動かせる）	鼻の穴を押さえてもらい鼻汁を吹き出そうとする	―
3歳	石鹸を使い自分で洗おうとするが、大人が見ていないと手抜きをする	手で水をすくって洗顔できる	ガラガラ嗽ができ、ブクブク嗽と使い分ける	自分で鼻の穴を押さえ、鼻をかもうとする	髪をとかす
4歳	―	上手に水をすくって洗顔しタオルで拭く	―	一人で鼻をかめる	―
5歳	食後や排せつ後に自ら手を洗う	―	―		自分で洗髪する

川原 (2015), 川原ら (2010), 永井 (2010), 西坂 (2016), 鷲見ら (2018, 2019) をもとに加筆修正

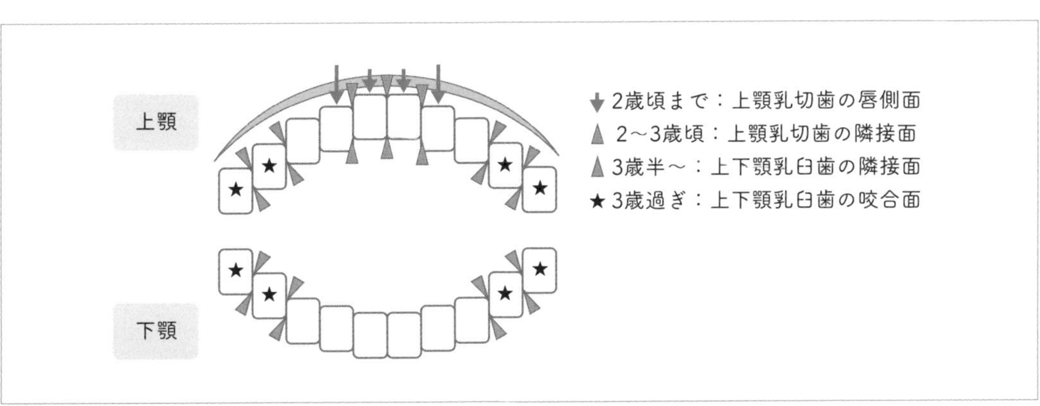

図7－3　乳歯齲歯の好発部位
藤原 (2023) を参考に加筆修正

表7－4　子どもの歯磨きのセルフケアの目安と支援

子どもの歯	子どものセルフケア	大人の介助	フッ素化物配合歯磨剤
歯がない	－	● 歯ぐきが固くなってきたら、ガーゼで拭く	0～3歳 歯磨剤使用：米粒大 ※研磨剤が入っていないもの。仕上げ磨き時に使用し、洗口不要
5～8ヵ月頃	－	● ガーゼ磨きや子ども用歯磨きシートで拭く	
1歳	● 歯ブラシの感触に慣れる	● 寝かせ磨きで全介助。子どもを仰向けに寝かせ、膝の上に頭を置き磨く ● ペングリップ法 ● 歯ブラシの挿入に慣れたら1本ずつ磨く ● デンタルフロスで歯間部も磨く	
2歳頃	● 歯ブラシを持って口に入れ自分で動かす ● ブクブク嗽ができる		
2歳半～3歳頃 20本	3歳頃 ● 口を横に広げ表面は磨ける 4歳頃 ● 最後まで一人で磨く		3～5歳 歯磨剤使用：5mm以下 就寝前に使用し、水で1回洗口
6歳頃 生え変わり	● デンタルフロスで歯間部も磨く	● 寝かせ磨きで仕上げ磨き	6～15歳 歯磨剤使用：約1cm 就寝前に使用し、水で1回洗口
9歳～		● 就寝前歯磨きの点検	

永井(2010), 田中(2017), 飯野 (2020), 大木 (2020), 井上(2022), HA!HA!HA! パーク (2023), KAO (2023) をもとに作成

また、補助者が歯磨きする際、図7－4に示す乳幼児の上唇小帯（上唇の裏の前歯2本間の筋）に歯ブラシがあたると痛みを与えやすく、損傷させる危険性もあるため（井上, 2022）指等でガードする必要があります。

永久歯への生えかわり期に、補助者が第1大臼歯（前から6番目）の萌出に気づきにくく齲歯になりやすいため、大臼歯の歯磨きは重要です（藤原, 2023）。

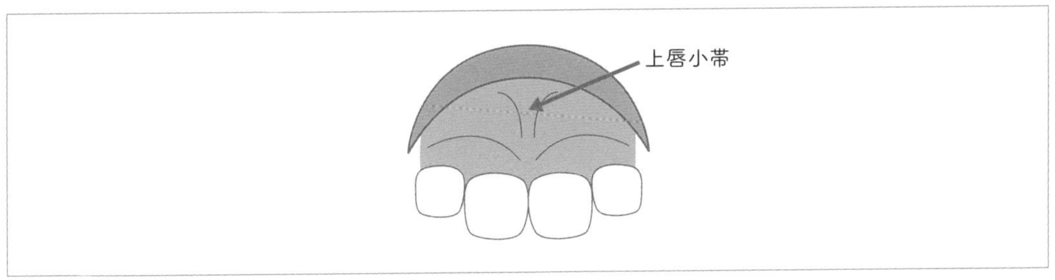

図7－4　上唇小帯（上口唇の裏側の筋）のイメージ図

子どもが自分で歯磨きする際、歯ブラシをくわえて転倒すると口腔粘膜や咽頭部を損傷する危険性があるため（井上, 2022）、歯磨き中の子どもを十分に見守る必要もあります。

iv）紫外線への対策

現代は、オゾン層の破壊により紫外線が増加し、皮膚がんの危険性が増しています。特に、子どもの皮膚は薄いため、大人より紫外線による影響は大きくなります。

従って、乳児の日光浴は不要であり、子どもの時から強い日差しを受けない配慮が必要です（表7－5）。

表7－5　子どもの発達段階に合った紫外線対策

	日焼け止め	帽子	外出時間	注意事項
乳児	－	必要	10～14時を回避	－
幼児	ノンケミカルを塗布			発汗後は日焼け止めを塗り直す 使用後の日焼け止めを完全に落とす
学童				

馬場 (2008), 川田 (2007), 松井 (2020) をもとに作成

v）子どもに多い皮膚トラブル

バリア機能に乏しい子どもの皮膚は、外部からの刺激に弱く、表7－6に示すような皮膚トラブルが多く発生します。皮膚に発赤や発疹がある時に早めに対処すると、新陳代謝の盛んな子どもの自然治癒力で早く回復します。反面、子どもは悪化のスピードも速いので、改善しない時は早めの受診も必要です。

表7－6　子どもに多い皮膚トラブルと対処

皮膚トラブル	原因	初期対応
オムツかぶれ	・オムツ内の高温多湿による皮膚のバリア機能の低下 ・オムツや清拭による摩擦 ・尿中のアンモニアや便中の細菌や酵素の刺激	・頻回のオムツ交換 ・臀部浴、臀部のシャワー ・お尻を拭く時、こすらない ・発赤部やびらん部に保護剤塗布 ・通気性が良く、からだに合ったサイズのオムツを使用
あせも（汗疹）	・発汗の増強 埃や垢と一緒 になって皮膚を刺激	・汗を洗浄 ・発汗のたびに更衣 ・吸汗性の良い綿等の衣服
接触性皮膚炎	・何かに触れた刺激 口周囲の食物付着 砂、粘土 、絵具等	・原因となったものを除去するために付着物を洗浄、清拭 ・遊んだ後の手洗い

佐々木 (2021), 吉田 (2022b), 福田ら (2022), 竹内 (2007) をもとに作成

③子どもの衣生活

子どもの皮膚の状態は大人と異なるため、気候や運動能力の発達に合った衣服を着用することが必要です（表7－7）。発汗量が多い子どもの皮膚トラブル防止のためにも、衣服は吸湿性が良い素材の綿等で、頸部や脇の吸湿が良いデザインを選ぶことを薦めます（佐々木, 2021）。

表7－7　衣生活のセルフケアの発達の目安

	子どものセルフケア	援助
乳児	●脱ぐ面白さを知る ●短い靴下を自分で脱ぐ	●目安は大人より1枚少なめ ●ハイハイをする子には、前身ごろにボタンがない服を選ぶ ●室内はソックス不要 ●腹部を締めつけない服を選ぶ
1歳	●脱ぐことを面白がる ●自分から袖に手を通したり、パンツに足を通したりする ●パンツを一人ではこうとする	●着脱のコツを教える ●子どもが自分の服とわかる工夫（印づけ） ●子どもがやりやすい手助け（パンツを少し下ろし、子どもがつかみやすくする）
1歳半	●帽子を被る、ミトンの手袋をはめる ●靴の着脱ができる	
2歳	●衣服の前後、表裏がわかる ●上着を一人で脱ぐ、紐の結び目を解き、脱ぐ	●衣服の表裏を教える
3歳	●大きなボタンを留めたり外したりする ●片手ずつ袖を通せる ●服の好みがはっきりする ●靴の左右に注意する	●鏡で身だしなみを確認することを教える ●子どもが立って着脱する時は後ろから支える
4歳	●見える所のボタンが留められる ●靴の左右を意識して正しくはく ●一人でほぼ着替えられる	●靴の左右の見分け方を教える
5～6歳	●気温や体温に合わせ自分で衣服の調節をする ●ファスナーを自分で開け閉めできる	●汗等に気づかせ、気候や体温に合った服選びを助言

川原 (2015), 西坂 (2016) をもとに作成

④免疫

胎児は外部の刺激から守られていますが、新生児は母胎からもらった抗体の免疫グロブリンと母乳からの免疫成分で守っています（盆野, 2020）。

i）免疫グロブリン

図7-5に示すようにIgGは胎盤を通過するため、妊娠後期に母体から胎児への移行が増大し、出生後4〜5ヵ月で減少し、4〜6歳になると自力で産生できるようになります（盆野, 2020）。従って、IgG値に関しては早産児は正期産の子どもより低くなります（田中ら, 2021）。しかし、初乳中に含まれるIgAは子どもの消化管への微生物の侵入に対応しますので、早産児にとっても貴重な免疫となります。図7-5に示す免疫グロブリンの年齢推移から、子どもが成人並みの免疫力を獲得できるのは学童期頃になります。

従って、小児期は成人より感染しやすい傾向にあります。

一方で、出生時にIgMが高値である場合は子宮内で感染した可能性があります（盆野, 2020）。

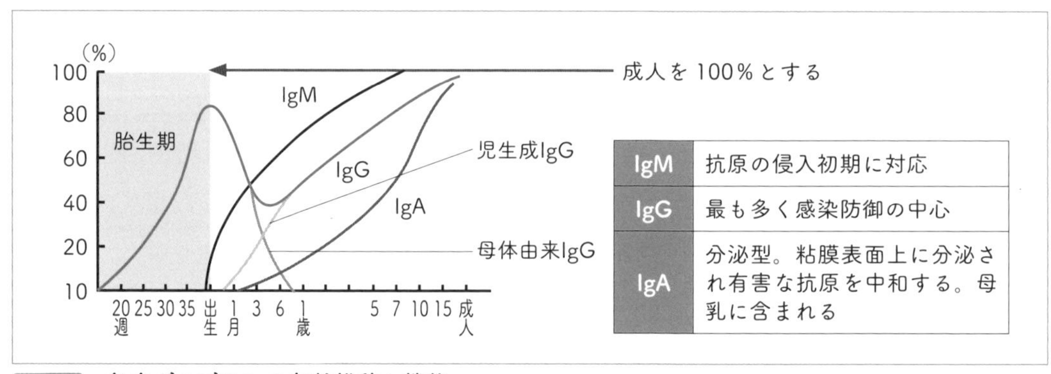

IgM	抗原の侵入初期に対応
IgG	最も多く感染防御の中心
IgA	分泌型。粘膜表面上に分泌され有害な抗原を中和する。母乳に含まれる

図7-5　**免疫グロブリンの年齢推移と機能**
左：藤田 (2009) を参照し加筆修正, 右：西島 (2012), 本間 (2013), 谷田ら (2017) をもとに作成

ii）扁桃

扁桃は上気道の感染に対する防御の機能をもっています（末永, 2007）。咽頭扁桃は3〜4歳頃に最も増大後、7歳頃から退縮し、15歳頃はなくなります（黒野, 2012）。口蓋扁桃は2〜3歳頃より肥大し、7〜8歳（文献によっては10歳）で最大となり、その後徐々に退縮し、11歳で自然退行します（末永, 2007）。

iii）胸腺

胸腺は出生後に小さくなりますが、胸腺で成熟したリンパ球がT細胞となります（西島, 2012、水口, 2011）。

おわりに

子どもが皮膚を清潔にする習慣を獲得する過程は、子どもの身体機能の発達に合わせた子どもの日々の努力の蓄積です。そして大人の見守りや技術支援を、子どもは肌と肌の触れ合いを通して受け取って育ちます。

皮膚を清潔にした時の爽快感や援助者とのスキンシップは、子どもを癒す大きな効果があります。

一方で、援助は羞恥心を伴いますので、プライバシーを守る配慮が重要です。家庭や民族による清潔習慣の違いがあるため、自宅以外の環境で見知らぬ人に裸の姿を見せることへの抵抗や不安はあって当然です。

できることなら清潔ケアは誰でも自分でやりたいものです。しかし、子どもの実力ではできないことや危険性もありますので、大人の支援は必要です。

もし、大人がまだわからない年齢だからと子どものプライバシーを守らないと、子どもを傷つけたり、第三者として見てしまった他の子どもも傷つけたりします。

また、清潔ケアは体力を消耗しますので、体調に合った方法を工夫する必要があります。さらに、熱傷や浴室での転倒等事故の危険性もあるので、子どもに任せる際は安全確保が重要です。

いずれにしても、清潔ケアは子どもも大人も自分が大切にされているか否かを実感する機会となります。「気持ち良かった」という満足を得るために、当事者の子どもの思いや体調と相談・判断しながら、可能であれば子どもが「自分でやれた」と思える要素を取り入れる工夫を行ってください。

文献

馬場直子 (2008)：紫外線対策のスキンケア , チャイルドヘルス , 11(5), 333-337
馬場直子 (2018)：総説：子どものスキンケア , 小児科臨床 , 71 (増刊号), 1825-1830
盆野元紀 (2020)：胎児における免疫系の発達 , 小児内科 , 52(1), 15-22
藤田乙彦 (2009)：免疫 , 感染 , 馬場一雄監修 , 原田研介編 , 新版 小児生理学 (第 3 版), 365-388, へるす出版 , 東京
藤原卓 (2023)：小児にみられる齲歯 , 全国歯科衛生士教育協議会監修 , 小児歯科学 , 53-58, 医歯薬出版 , 東京
福田理紗 , 吉田和恵 (2022)：夏の子どもの皮膚トラブル , チャイルドヘルス , 25(6), 406-410

HA！HA！HA！パーク (2023)：歯の成長に合わせてセルフケア！, Retrieved from: https://clinica.lion.co.jp/hahahapark/wakaru/selfcare/ (検索日：2023 年 9 月 7 日)
八田恵利 (2017)：皮膚ケア , 平野慎也 , 藤原美由紀編 , 新生児ケアまるわかり BOOK (ネオネイタルケア 2017 年秋季増刊), 121-126, メディカ出版 , 大阪
菱沼典子 (2017)：第 9 章 眠る , 看護形態機能学：生活行動からみるからだ (第 4 版), 163-170, 日本看護協会出版会 , 東京
本間哲 (2013)：免疫・アレルギー疾患 , 北村聖総編集 , 臨床病態学 小児編 , 358-361, ヌーヴェルヒロカワ , 東京
飯野英親 (2020)：子どもの成長発達に合わせた口腔ケア用具と使い方 , 水田祥代 , 窪田恵子監修 , 看護で教える最新の口腔ケア , 大道学館出版部 , 福岡
井上美津子 (2022)：歯磨きはいつからどのようにすればよいですか？, 周産期医学 , 52 (13), 378-379
石田耕一 , 芋川玄爾 (2007)：子どもの健常な皮膚を維持するためのスキンケアの概念 , チャイルドヘルス , 10(5), 308-315
KAO(2023)：年齢別オーラルケア, Retrieved from: https://www.kao.co.jp/content/dam/sites/kao/www-kao-co-jp/clearclean/oralcare/nyushi/age.pdf (検索日：2023 年 9 月 7 日)
川辺厚子 (2022)：新生児乳児のスキンケア , 日本母乳哺育学会雑誌 , 16(2),153-159
川原佐公 (2015)：発達がわかれば保育ができる！：0~5 歳児の生活習慣から遊びまで , 88-107, ひかりのくに , 大阪
川原佐公 , 古橋紗人子 , 藤本員子ほか (2014)：0 ～ 5 歳児の発達と援助がわかる生活習慣百科 , 80-105, ひかりのくに , 大阪
川田曉 (2007)：紫外線に対するスキンケアの方法 , チャイルドヘルス , 10(5), 326-328
黒野祐一 (2012)：免疫系・リンパ組織はどのように発達するのか？, Journal of Otolaryngology, Head and Neck Surgery, 28(3), 275-276
正木宏 (2020)：沐浴における皮膚ケア , with NEO, 33(6), 830-838
松井典子 (2017)：オムツ交換 , 平野慎也 , 藤原美由紀編 , 新生児ケアまるわかり BOOK (Neonatal Care2017 秋季増刊), 110-119, メディカ出版 , 大阪
松井照明 (2020)：子どもの UV ケア , どうするのが正しいの？, チャイルドヘルス , 23(4), 265-269
三輪全三 (2002)：むし歯から赤ちゃんを守る , 助産婦雑誌 , 56(11), 923-930
水口雅 (2011)：発達生理 , 五十嵐隆編 , 小児科学 (改訂第 10 版), 21-29, 文光堂 , 東京
門城すみ子 (2020)：スキンケア , with NEO, 33(4), 560-561
永井みゆき (2010)：清潔 , 鈴木みゆき監修 , 0 ～ 5 歳児の生活習慣身につけ book, 121-148, ひかりのくに , 大阪
中田節子 , 馬場淳 (2007)：新生児皮膚の解剖・生理学的特徴 , Neonatal Care, 20(3), 222-227
西島節子 (2012)：免疫 , 竹内義博 , 大矢紀昭編 , よくわかる子どもの保健 , 54-55, ミネルヴァ書房 , 京都
西坂小百合監修 (2016)：0 ～ 6 歳 わかりやすい子どもの発達と保育のコツ , 173-191, ナツメ社 , 東京
野中和明 (2023)：歯の萌出 , 全国歯科衛生士教育協議会監修 , 小児歯科学 , 39-40, 医歯薬出版 , 東京
大木茂成 (2020)：小児の口腔と口腔ケア (総論), MEDICAL REHABILITATION, 252, 6-13
斉藤隆三 (2001)：小児科医と皮膚疾患 , 小児科臨床 , 54(12), 2119-2122
佐々木りか子 (2021)：赤ちゃん・子どものすこやかスキンケア , 6, 母子衛生研究会 , 東京
末永麻由美 (2007)：扁桃の構造・発育・機能 , 小児内科 , 39(1), 54-58
杉浦弘 (2010)：皮膚 , Neonatal Care, 23(6), 570-575
鷲見裕子 , 宮崎つた子 (2018)：乳幼児の基本的生活習慣の獲得に関する研究 , 高田短期大学紀要 , 36, 61-73
鷲見裕子 , 宮崎つた子 (2019)：乳幼児の基本的生活習慣の獲得に関する研究 3：保育者調査にみる排泄 , 清潔 , 着脱衣習慣の獲得と指導 , 高田短期大学紀要 , 37, 43-53
竹内常道 (2007)：乳幼児のスキンケア：オムツかぶれ , あせも , 脂漏 , チャイルドヘルス , 10(5), 316-318
田中英一 (2017)：第 4 回歯磨き(目), チャイルドヘルス , 20(10), 782-785
田中伸久 , 神宮大輝 (2021)：早期新生児における免疫グロブリン (IgG, IgA, IgM) の参考基準範囲 , 医学検査 , 70(3), 525-528
玉城善史郎 (2022)：小児の皮膚の生理的特徴 , 小児内科 , 54(8), 1207-1211
谷田けい , 金兼弘和 (2017)：免疫グロブリン：IgG, IgG サブクラス , IgA, 分泌型 IgA, IgM, IgD, 小児内科 , 49(増刊), 273-277
東京ガス都市生活研究所 (2018)：親子入浴のすすめ , 現代人の入浴事情 2020, Retrieved from: https://www.toshiken.com/report/hot38.html#gsc.tab=0 (検索日：2023 年 9 月 26 日)
山田恭聖 (2020)：赤ちゃんの皮膚 , with NEO, 33(6), 822-828
山田恭聖 (2009)：総論：超・低出生時体重児の皮膚の構造と特徴 , Neonatal Care, 22(10), 1010-1013
柳沢みどり (2007)：子どもの入浴：スキンケアとスキンシップを心がけて , チャイルドヘルス , 10(5), 332-336
吉田和恵 (2022b)：おむつ皮膚炎 , 小児内科 , 54(8), 1271-1273
吉田和恵 (2022a)：小児のスキンケアの意義 , 小児内科 , 54(8), 1212-1217
豊奈々絵 (2023)：超低出生体重児の皮膚保護：皮膚保護は行わない , 周産期医学 , 53(1), 97-99

chapter 8

子どもを生む

小神野雅子

はじめに

生命の誕生以来、ヒトも他の動物同様に種の保存のための生殖を繰り返しています。生殖に必要なからだの機能は小児期から成熟期への移行期間である思春期に成熟します。

世界保健機関（WHO）は、思春期を「第二次性徴の出現から性成熟までの段階」と定義しています。成長や性成熟には個人差もあり明確な年齢区分を示すことは難しいのですが、概ね男児は12〜18歳頃、女児は10〜18歳頃となる傾向にあります。この期間に、男女共に身長や体重の急激な変化が起こり、この身体的成長に伴って生殖能力を獲得します。

①からだの成長

身長の変化の大きな時期は、乳児期と思春期にあります。この発達の著しい2つの時期は順に「第1発育急進期」「第2発育急進期」と呼ばれ、後者は思春期の「成長スパート（growth spurt）」と呼ばれています。成長スパートの開始年齢は、個人差がありますが、男子は12〜17歳の間（13歳頃にピーク）で起こり、女子は9〜13歳の間（11歳頃にピーク）で起こります（米国小児科学会, 2007、舟島ら, 2017、佐々木, 2023）。この時期は身長も大きく伸びますが、同時に性徴が出現し子どもから大人へとからだが大きく変化します（図8−1）。成長スパートの時期は、からだの成長と運動機能の発達が促進されるため、エネルギーの必要量はライフステージで最大となり、たんぱく質やカルシウム、鉄分等の栄養素を十分摂取する必要があります。

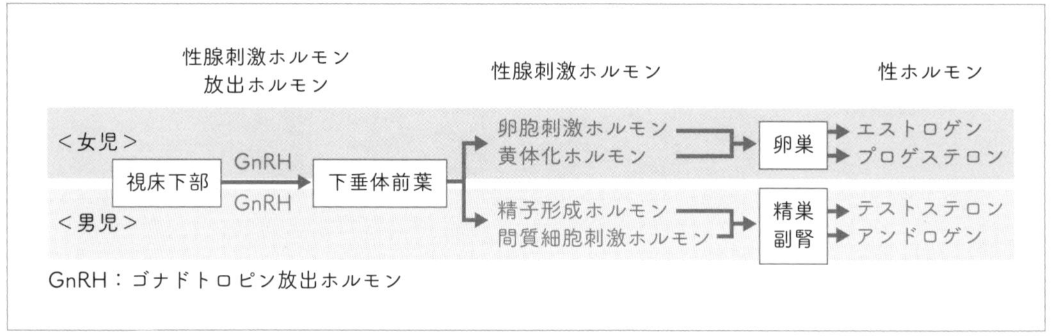

図8－1　**性ホルモン**
菱沼（2017），福島（2006），舟島ら（2017）をもとに作成

②性成熟

思春期の発来は、視床下部の性ステロイドホルモンに対する感受性の低下によると言われます。これにより思春期には、視床下部よりゴナドトロピン放出ホルモン（GnRH）の分泌が増加し、その作用により性腺刺激ホルモンが分泌され、性成熟が進みます。

ｉ）男児の性ホルモン変化

受精した胚細胞ではＹ染色体の存在により、精巣の発生と成長が誘発され、精巣はテストステロンを分泌するようになります。これにより、生殖腺が精管や精嚢等に分化し生殖器の男性化が進みます。テストステロン濃度は胎児期にピークに達し、その後低下します。出生後には、生後６ヵ月頃一時的に上昇し、その後思春期まで低値を維持します（福島, 2006）。思春期には視床下部の性ステロイドホルモンに対する感受性の低下により、GnRH が放出されます。その結果、脳下垂体前葉より性腺刺激ホルモンが分泌され、精巣からのテストステロン分泌、副腎からのアンドロゲン分泌を促し、二次性徴を引き起こします。

ⅱ）女児の性ホルモン変化

女児では胎生期にテストステロン非存在下で生殖腺が卵管や子宮に分化します。女児の卵胞刺激ホルモン（FSH）は出生後１年程度はやや高値ですが、以降、思春期までは低値を維持します（佐々木, 2023）。思春期になると視床下部の性ステロイドホルモンに対する感受性の低下により、GnRH が放出されます。その結果、脳下垂体前葉より性腺刺激ホルモンであるFSH・黄体化ホルモン（LH）が分泌されます（菱沼, 2017）。FSH、LHの作用で卵巣からエストロゲン、プロゲステロンの分泌が促され、これらのホルモンの相互作用により二次性徴が発現します。エストロゲンの分泌が盛んになると、その刺激により子宮内膜が増殖し、初潮を引き起こします。初潮の80％は無排卵性と言われており（加藤, 1989）、排卵を伴う月経周期を獲得するには数年を要します。この時期の過度なダイエットによる体重減少は性成熟過程を逆行させるように作用するため、十分な栄養摂取が望まれます。

③性徴の出現

ⅰ）男児の性徴出現プロセス

男児ではテストステロン濃度の上昇によって、思春期の身体的変化が起こります。

図8－2のように、11歳頃からの声変わりに始まり、精巣・陰嚢の成長、陰茎の伸長、続けて前立腺や副睾丸、精嚢の発育と機能開始へと続きます（倉田, 2008、舟島ら, 2017）。その後、陰毛の発生がみられ、陰茎の成長が加速する時期から約1年後に精通現象がみられます。ある全国調査では14歳で約50％、17歳で約90％が射精を経験しています（日本性教育協会, 2019）。

さらに声変わりが進み、筋肉量や骨密度の増大、腋毛の発生、体毛・顎ひげの増加等の変化が続きます。腋毛や顎ひげの発生は陰毛の約2年後にみられます。

ⅱ）女児の性徴出現プロセス

女児ではエストロゲン、プロゲステロンの相互作用によって、二次性徴が始まります。

図8－2のように、乳房のふくらみが最初の性徴であり、続いて陰毛と腋毛の発生がみられます。乳房の発育開始から2年程度で、成長スパートがみられ、その後に初経が起こります（松本ら, 2004、舟島ら, 2017）。

初経を迎える時期には大きな幅がありますが、日本における平均初経年齢は12歳前半で、遅くとも満17歳までにほとんど（98～100％）の女性が初経を経験すると言われています。合わせて、女児の体型の変化として皮下脂肪の蓄積、皮膚腺機能の活発化、骨盤の発育等がみられます。

年齢（歳）

男児の性徴	10	11	12	13	14	15	16	17	18
声変わり									
精巣・陰嚢の成長									
陰毛の発生									
陰茎の伸長									
成長スパート				ピーク					
体型変化									
顔毛・腋毛の発生									

年齢（歳）

女児の性徴	8	9	10	11	12	13	14	15	16
乳房の発育開始									
陰毛の発生									
成長スパート				ピーク					
初潮									
腋毛の発生									
体型変化									
乳房の発育完了									

図8－2　性徴の出現プロセス
菱沼 (2017), 舟島ら (2017), 松本ら (2004), 佐々木 (2023) をもとに作成

④思春期の月経随伴症状

一般に、月経に伴う随伴症状として下腹部痛や、腰痛、眠気等がみられます。

下腹部痛等の痛みに関しては筋肉の緊張を和らげると軽減します。入浴や温罨法でからだを温めたり、マッサージや軽い運動で血行を促したりするのも効果的です。また、貧血症状が出るほどに経血量が多い場合や、4ヵ月以上月経がないような場合には医師に相談するほうが良いでしょう（松本ら, 2004）。

その他、思春期はストレスや不健康な生活習慣により「月経前不快気分障害」という月経前の不快な精神身体症状が成人より多い傾向もあり（武田, 2022）、ストレスのコントロールや生活習慣の改善が重要となります。

おわりに

このように思春期の身体的変化、性的発達は比較的短期間に連続的に起こります。性的発達の開始年齢や速度は個人差が大きく、遺伝や環境等の要因に左右されます。成長発達に支障をきたさないように栄養や生活習慣への配慮が必要です。

また、身体的変化、性的発達の過程について、各年齢、理解度に合わせた説明を行い安心させるような支援も必要です。さらに、知識・情報の提供にとどまらず、自身が性と生殖に関する意思決定ができるようコミュニケーションスキル獲得のための支援や、問題に直面した際の対処法や予防策を講じられる能力の育成のための支援が求められています。

文献

米国小児科学会編 , 関口進一郎 , 白川佳代子監訳 (2007)：10 代の心と身体のガイドブック , 44-67, 誠信書房 , 東京

菱沼典子 (2017)：看護形態機能学：生活行動からみるからだ (第 4 版), 179-193, 日本看護協会出版会 , 東京

福島雅典日本語版総監修 (2006)：メルクマニュアル 第 18 版 日本語版 , 1686-1695, 2174-2178, 日経 BP 社 , 東京

舟島なをみ , 望月美智代 (2017)：看護のための人間発達学 (第 5 版), 156-166, 医学書院 , 東京

加藤宏一監修 (1989)：小児思春期婦人科学 , 8-22, 診断と治療社 , 東京

倉田清子 (2008)：子どもの発達理解 . からだの発達 , 浅倉次男監修 , 子どもを理解する：「こころ」「からだ」「行動」へのアプローチ , 25-32, へるす出版 , 東京

松本清一 , 北村邦夫 (2004)：思春期婦人科外来：診療・ケアの基本から実際まで (第 2 版), 19-82, 文光堂 , 東京

日本児童教育振興財団内 日本性教育協会編 (2019)：「若者の性」白書 第 8 回青少年の性行動全国調査報告 , 216-255, 小学館 , 東京

佐々木悦子 (2023)：女性の身体のしくみ , 吉沢豊予子責任編集 , ウィメンズヘルスケア (助産師基礎教育テキスト 2024 年版 第 2 巻), 18-28, 日本看護協会出版会 , 東京

武田卓 (2022)：月経随伴症状 , 思春期学 , 40(2), 213-217

索引

欧文

Bichat の脂肪床 …… 13, 14
NMF（natural moisturinzing factor）…… 82
SIDS …… 48

和文

あ行

あせも（汗疹）…… 88
衣生活 …… 88, 89
溢乳 …… 31
遺糞症 …… 62
栄養素 …… 25
エネルギー量 …… 25
嚥下 …… 11, 13
おねしょ（夜尿）…… 77
オムツかぶれ …… 88

か行

ガス交換 …… 45
顎間空隙 …… 13, 14, 15
間食 …… 35, 36
含嗽 …… 85
聞く …… 70
気道 …… 42, 43
気道浄化 …… 44
気道浄化機能 …… 43, 45
吸収 …… 20
吸啜 …… 13, 14, 18
吸啜窩 …… 13, 14, 15
胸式呼吸 …… 40, 41, 42
胸腺 …… 91
胸腹式呼吸 …… 41, 42
経表皮水分喪失量（TEWL : transepidermal water loss）…… 82
月経随伴症状 …… 96
言語の機能 …… 71
口蓋皺襞 …… 16, 17
口腔感覚 …… 16
抗利尿ホルモン …… 77
呼吸運動 …… 39
呼吸中枢 …… 46, 47, 48
午睡（お昼寝）…… 76

さ行

サーカディアンリズム …… 74
紫外線 …… 87
視覚の感受性期間 …… 69
事故 …… 5, 6, 7, 8, 9
嗜好 …… 20
シナプス形成 …… 1, 2, 25
視野 …… 69
授乳 …… 29
消化 …… 20
上唇小帯 …… 86, 87
食行動 …… 17, 18, 19
食欲 …… 20
視力 …… 69
新奇恐怖 …… 20
髄鞘化 …… 1, 2, 9

水分バランス……28, 29
睡眠トラブル……76
睡眠不足……78
スキンケア……83
清潔習慣……84, 85
成人嚥下……11, 12, 13, 14, 18
性成熟……94, 95
性徴……95, 96
成長スパート（growth spurt）……93
性ホルモン……94
摂食・嚥下……15
接触性皮膚炎……88
洗顔……85
咀嚼……13, 14
粗大運動……1, 3, 5

た行

手洗い……85
トイレトレーニング……2, 59, 60, 61

な行

内言語（inner language）……72
乳歯齲歯……85
乳歯の萌出期……15
乳児嚥下……11, 12, 13, 18
乳幼児突然死症候群……48
尿意……52
尿の生成……52
寝ぼけ……76
ノンレム睡眠……75

は行

パーセンタイル……28
パーセンタイル値……26, 27
肺サーファクタント……46
排せつ……54, 55, 58
排せつの自立……56
排尿……51, 52
排便……50, 51, 52
発育指数……26
発声……71
鼻呼吸……12, 41, 42
話す……70
鼻をかむ……85
歯磨き……84, 86
反射……2
微細運動……1, 4
皮脂分泌量……82
必要水分量……28, 29
腹式呼吸……40, 41, 42
副歯槽堤……13, 14
不慮の事故……6, 7
ヘーリング・ブロイエル（Hering-Breuer）反射……47
扁桃……90
便秘……61, 62
補完食……29, 32
補完食（WHO）……34
捕食……13, 14, 18
母乳……29, 30, 31, 33

ま行

味覚……20
視る……67
免疫グロブリン……90

や行

夜泣き……76

ら行

離乳食 …… 29, 32, 34
流涎 …… 12
臨界期 …… 15, 33
レム睡眠 …… 75

子どもの生活機能の発達とからだの仕組み
―看護形態機能学の視点から―

2024年3月31日　第1版第1刷©

編　著……………………… 松尾ひとみ　MATSUO, Hitomi
発行者……………………… 宇山閑文
発行所……………………… 株式会社金芳堂
〒606-8425 京都市左京区鹿ケ谷西寺ノ前町34 番地
振替　01030-1-15605
電話　075-751-1111（代）
https://www.kinpodo-pub.co.jp/
組版・装丁……………… naji design
印刷・製本……………… モリモト印刷株式会社

落丁・乱丁本は直接小社へお送りください．お取替え致します．

Printed in Japan
ISBN978-4-7653-1992-8